はじめてでもやさしい

内視鏡看護

内視鏡の検査・治療・看護

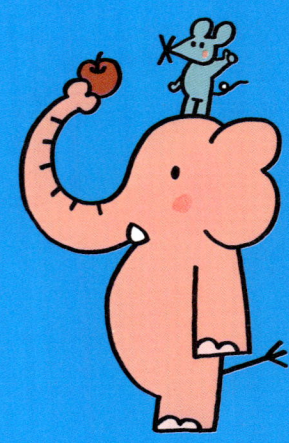

Gakken

編集・執筆者（執筆順）

編集
椿　昌裕　　友愛記念病院　副院長

執筆者
椿　昌裕　　前掲
西蔭徹郎　　友愛記念病院消化器科
藤田有紀　　友愛記念病院消化器科　医長

編集担当　　：瀬崎志歩子，黒田周作
編集協力　　：鈴木　健（有限会社 メディカル・ライフ）
カバー・表紙・本文デザイン：糟谷一穂
DTP　　　　：センターメディア，学研メディカル秀潤社制作室
表紙イラスト　：橋本　豊
本文イラスト　：橋本　豊，あかえばし洋子，青木　隆，日本グラフィックス，渡辺富一郎
撮影協力　　：友愛記念病院
写真撮影　　：亀井宏昭写真事務所

はじめに

　本書は消化器内視鏡に携わる看護師向けの入門書です．

　近年の消化器内視鏡の検査・治療は，検査機器の発達や診断法・治療方法の進化に伴い，個別化，複雑化しています．不安をかかえて受診する患者さんに安心・安全に検査・治療を受けていただくために，医師だけでなく，看護師，臨床検査技師，診療放射線技師などメディカルスタッフとチームを形成して，検査・治療を行うことが必要とされています．

　とくに看護師は，患者さんに最も身近な存在であるため，患者さんの状態を把握して不安や苦痛を取り除き，検査・治療を円滑に進められるよう，きめ細やかなケアを行うことが求められます．

　この「はじめてでもやさしい」シリーズは，病院各部署の看護業務を，処置・治療・ケア別に分けて，実際の看護業務をとらえたシリーズです．新人看護師や，未経験の部署に配属された看護師が，業務を始める前に学ぶべき基本的な処置や検査，治療，ケアの知識と技術について，平易な文章と写真，イラストによって解説しています．

　本書では，一般病院で実際に行われている内視鏡室業務をもとに，消化器内視鏡の知識，診断法，偶発症への対応を概説し，検査・治療の目的，準備，手順，ケアの注意点や，患者さんへの声かけを検査・治療ごとに解説しました．

　経験の浅い看護師が，配属先で1日でも早くひとり立ちできるようにイメージして書かれています．とくに新人看護師にも理解できるよう，できるだけわかりやすく，実践的にまとめられています．また，できるかぎり多くの内視鏡写真も掲載しています．

　本書によって，消化器内視鏡室に携わるより多くの看護師の方々に，消化器内視鏡検査・治療について理解を深めていただきたいと思います．そして多くの患者さんが，安心して安全に治療・検査を受けることができる一助となることを祈っています．

2014年6月

椿　昌裕

第1章 内視鏡の知識

❶ 内視鏡室はどんなところ
- 2 検査・診断の流れ／椿 昌裕
- 6 看護師や看護補助者の役割／椿 昌裕
  - 検査の受付
  - 検査の介助

❷ 内視鏡の基礎知識
- 8 内視鏡システムと電子スコープ／椿 昌裕
  - 内視鏡システム
  - 電子スコープ
- 11 内視鏡の分類・種類と用途／椿 昌裕
  - 形状による分類
  - 上部消化管内視鏡の種類
  - 下部消化管内視鏡の種類
  - 十二指腸内視鏡の種類

❸ 内視鏡による診断法
- 14 色素法／椿 昌裕
  - ルゴール（ヨード）法
  - インジゴカルミン，メチレンブルー染色
  - クリスタルバイオレット
- 16 画像強調診断内視鏡（IEE）／椿 昌裕
  - 狭帯域光画像システム（NBI）
  - 分光画像強調システム（FICE）
- 17 拡大内視鏡／椿 昌裕
- 17 生検法／椿 昌裕

❹ 患者説明のポイント
- 18 医師・看護師による説明／椿 昌裕
- 18 偶発症の説明／椿 昌裕

❺ 偶発症への対応
- 20 前処置に伴う偶発症／椿 昌裕
  - 鎮静に伴う偶発症
  - 副交感神経遮断薬に伴う偶発症
- 22 検査・治療中に起こる偶発症とその対策／椿 昌裕
  - 上部消化管内視鏡
  - 下部消化管内視鏡

❻ 抗血栓療法への対応
- 23 インフォームド・コンセントでの患者への確認／椿 昌裕
- 23 処方した機関へのコンサルタント／椿 昌裕

❼ 内視鏡検査・治療を必要とする主要疾患一覧
- 24 内視鏡検査を必要とする主要疾患／椿 昌裕
- 24 内視鏡治療を必要とする主要疾患／椿 昌裕

第2章 内視鏡検査とケア

❶ 上部消化管内視鏡検査
- 26 上部消化管内視鏡検査とは／西蔭徹郎
  - 概要
  - 適応
  - 検査の実施に慎重な検討を要する場合
  - 検査の種類
  - 食道・胃・十二指腸の構造とおもな疾患
  - 準備機器・物品
  - 検査手順
- 31 上部消化管内視鏡検査のケア／西蔭徹郎
  - 検査当日までの患者指導
  - 前処置
  - 検査室入室後の手順
  - 検査の実際
  - 検査後の注意事項

❷ 超音波内視鏡検査
- 38 EUS検査とは／椿 昌裕
  - 概要
  - 適応
  - 禁忌
  - 検査手順

40 **EUS検査のケア** ／椿　昌裕
- 準備機器・物品
- 検査前のケア
- 検査中のケア
- 検査後のケア

③ 下部消化器内視鏡検査

44 **下部消化器内視鏡検査とは** ／椿　昌裕
- 概要
- 適応
- 禁忌
- 大腸の構造とおもな疾患
- 準備機器・物品
- 検査手順

46 **下部消化器内視鏡検査のケア** ／椿　昌裕
- 検査当日までの患者指導
- 前処置
- 検査室入室後の手順
- 検査の実際

④ 内視鏡的逆行性膵胆管造影

50 **ERCPとは** ／藤田有紀
- 概要
- 適応
- 禁忌
- 検査手順

51 **ERCPのケア** ／藤田有紀
- 準備機器・物品
- 検査前のケア
- 検査中のケア
- 検査後のケア

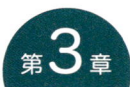

第3章　内視鏡治療とケア

① 内視鏡的粘膜切除術

56 **EMRとは** ／椿　昌裕
- 概要
- 適応
- 禁忌
- 手技手順

58 **EMRのケア** ／椿　昌裕
- 準備機器・物品
- 治療前のケア
- 治療中のケア
- 治療後のケア

② 内視鏡的粘膜下層剥離術

61 **ESDとは** ／藤田有紀
- 概要
- 適応
- 禁忌
- 手技手順

62 **ESDのケア** ／藤田有紀
- 準備機器・物品
- 治療前のケア
- 治療中のケア
- 治療後のケア

③ 内視鏡的硬化療法／内視鏡的静脈瘤結紮術

66 **EIS, EVLとは** ／西薗徹郎
- 概要
- 適応
- 禁忌
- 手技手順
- 合併症

68 **EIS, EVLのケア** ／西薗徹郎
- 準備機器・物品
- 治療前のケア
- 治療中のケア
- 治療後のケア

④ 内視鏡的食道拡張術

72 **内視鏡的食道拡張術とは** ／西薗徹郎
- 概要
- 適応
- 禁忌または慎重を要する場合
- 手技手順

74 **内視鏡的食道拡張術のケア（バルーン拡張術について）** ／西薗徹郎
- 準備機器・物品
- 治療前のケア
- 治療中のケア
- 治療後のケア

⑤ ポリペクトミー

78 **ポリペクトミーとは** ／椿　昌裕
- 概要
- 適応
- 禁忌
- 手技手順

79 **ポリペクトミーのケア** ／椿　昌裕
- 準備機器・物品
- 治療前のケア
- 治療中のケア
- 治療後のケア

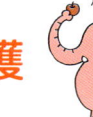

6 内視鏡的逆行性胆道ドレナージ術

81　ERBDとは /藤田有紀
　　● 概要　● 適応　● 禁忌　● 手技手順

82　ERBDのケア /藤田有紀
　　● 準備機器・物品　● 治療前のケア　● 治療中のケア
　　● 治療後のケア

7 内視鏡的経鼻胆道ドレナージ術

86　ENBDとは /藤田有紀
　　● 概要　● 適応，禁忌　● 手技手順

88　ENBDのケア /藤田有紀
　　● 準備機器・物品　● ENBDの利点・欠点
　　● 治療前・中・後のケア

8 経皮内視鏡的胃瘻造設術

90　PEGとは /西薗徹郎
　　● 概要　● 適応　● 禁忌　● 手技手順

93　PEGのケア /西薗徹郎
　　● 準備機器・物品　● 治療前のケア　● 治療中のケア
　　● 治療後のケア

9 内視鏡的止血法

97　内視鏡的止血法とは /椿　昌裕
　　● 概要　● 適応　● 禁忌　● 内視鏡的止血法の種類

98　内視鏡的止血法のケア /椿　昌裕
　　● 準備機器・物品　● 治療前のケア　● 治療中のケア
　　● 治療後のケア

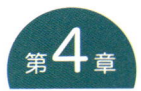

第4章 内視鏡検査・治療に関連する業務

1 内視鏡での感染対策

102　感染対策の重要項目 /椿　昌裕
　　● 内視鏡機器の洗浄・消毒
　　● 内視鏡機器の洗浄・消毒状況の確認
　　● 内視鏡室の環境整備と個人防護具

2 内視鏡の洗浄・消毒・滅菌

103　洗浄・消毒の具体的手順 /椿　昌裕
　　● ベッドサイドの洗浄　● 内視鏡付属品の洗浄
　　● 内視鏡洗浄消毒装置　● 処置具等洗浄
　　● 内視鏡終了後の環境整備　● 洗浄担当者の防護具
　　● 内視鏡洗浄消毒装置の自己消毒
　　● 洗浄・消毒後の内視鏡の保管
　　● 内視鏡に使用される消毒薬

コラム
　60　鎮静薬・鎮痛薬に対する拮抗薬
　65　内視鏡用二酸化炭素送気装置
　76　消化器内視鏡診療における抗血栓治療薬の休薬基準
　80　大腸壁の穿孔に伴う急性腹膜炎
　85　内視鏡的乳頭括約筋切開術（EST）および
　　　内視鏡的乳頭バルーン拡張術（EPBD）
　89　胆管炎
　96　PEG造設後のスキンケア
　100　抗コリン薬の禁忌・慎重投与

付録
　107　略語一覧
　110　索引

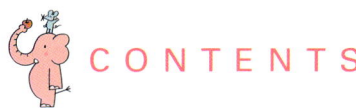

第1章

内視鏡の知識

内視鏡室はどんなところ
内視鏡の基礎知識
内視鏡による診断法
患者説明のポイント
偶発症への対応
抗血栓療法への対応
内視鏡検査・治療を必要とする主要疾患一覧

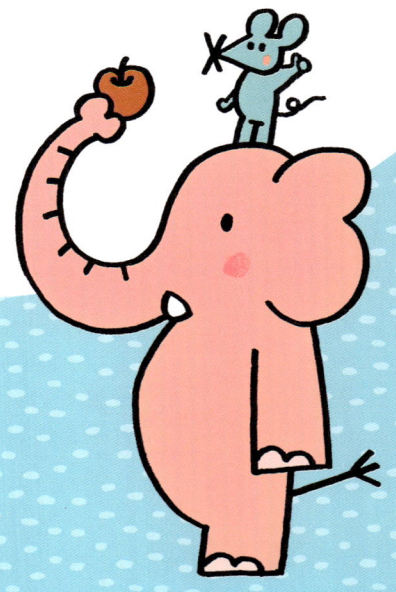

1 内視鏡室はどんなところ

★ 検査・診断の流れ

内視鏡室は食道から大腸までの消化管の内腔を直接観察して，病気の診断から治療までを行う場所です．X線設備を有している内視鏡室では，さらに総胆管や総肝管，胆嚢を造影[*1]し，診断・治療を行います．

ここでは，患者さんが内視鏡室を訪れてから，検査の開始に至るまでを解説します．

> **用語解説**
>
> ***1 造影**
> 造影剤というX線写真上に描出される薬剤を注入して行う検査です．内視鏡検査では，胆管や膵管の検査でおもに用いられます．

1 受付

受付では患者さんの氏名・年齢はもちろん，何の検査を受けるのかを患者さんが認識しているのかを確認します．患者さんの認識が医師のオーダーと相違している場合があるので，この確認はきわめて重要です（**図1**）．

受付が終わったら，患者さんを内視鏡室の控室に案内します．

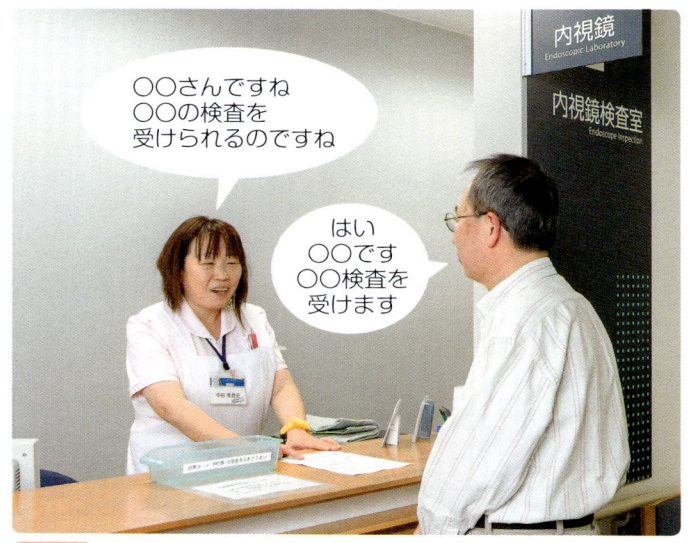

図1 受付で患者さんの検査認識の確認

2 前処置の説明

上部消化管内視鏡検査，下部消化管内視鏡検査ともに，検査を受けるためには前処置が必要です．各内視鏡検査に必要な前処置は第2章で解説しますが，看護師は，上部消化管内視鏡検査では「前処置の必要性とその方法」について説明し（**図2**），下部消化管内視鏡検査では「前処置の効果」はどうかを患者さんに質問します．

このときにくり返し，これから行われる検査がどのような検査かを簡単に説明し，患者さんの認識と相違がないかを確かめます．

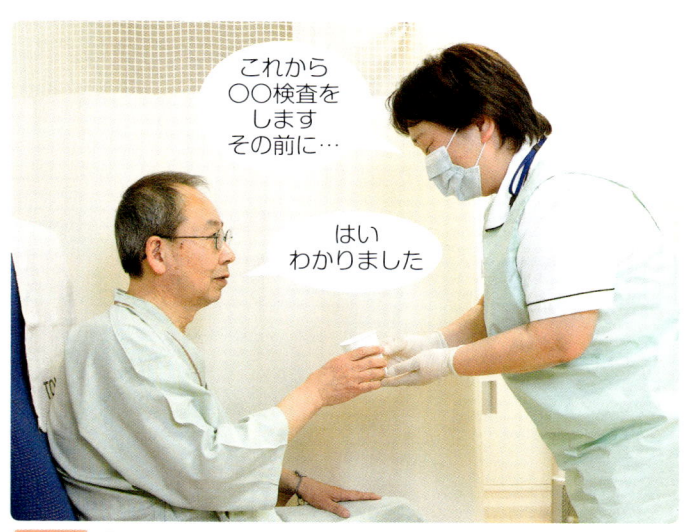

図2 「前処置の必要性とその方法」の説明

まずはじめに，内視鏡検査の流れについて解説します．

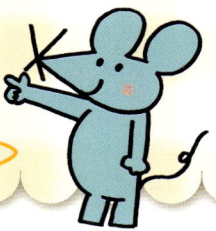

3 前処置の効果確認

検査室に移動する前に，前処置の効果を確認します．

上部消化管内視鏡検査では，咽頭麻酔薬を飲み込んでしまわなかったかどうかを確認し，咽頭に十分な時間麻酔薬を留めておくことができていない場合には，検査医師に報告し，追加の指示を受けます．

下部消化管内視鏡検査では，排便状況について，便の状態を示す確認図（p.47の図1参照）を使用しながら確認します．固形便が多く含まれていることが確認された場合には，追加の腸管洗浄薬服用の必要性や，浣腸，洗腸の指示などを検査担当医師に確認します．

4 検査室への移動

前処置の効果が確認できたら，患者を検査室に案内し（**図3**），検査内容を確認します（**図4**）．

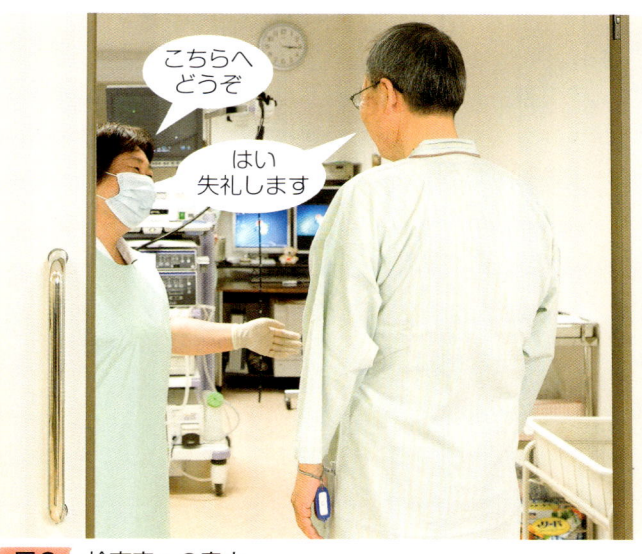

図3 検査室への案内

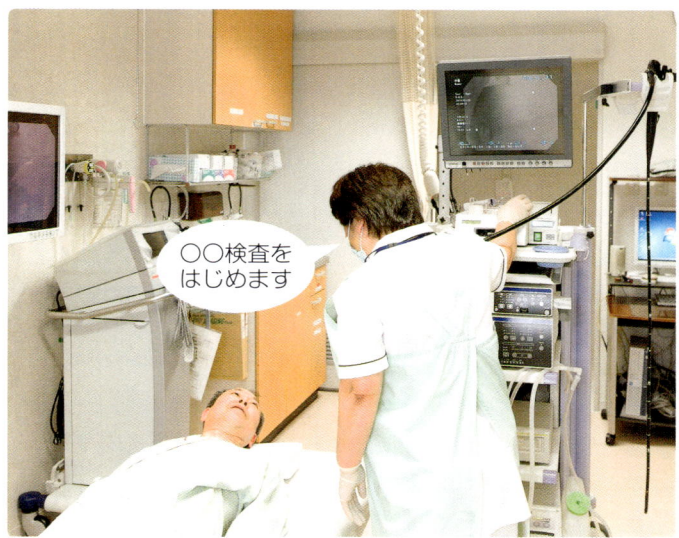

図4 患者さんに検査内容を確認

つづいて検査です．

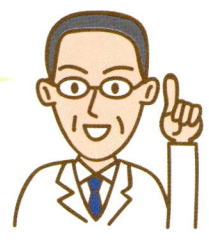

第1章 内視鏡の知識

5 内視鏡検査の実施

　患者さんに各検査の際に必要な体位をとってもらいます．上部消化管内視鏡検査・下部消化管内視鏡検査ともに左側臥位が基本体位です．上部消化管内視鏡検査では検査を行う医師と対面する方向，下部消化管内視鏡検査では医師に背を向ける方向を向いてもらうように患者さんの体位を調整します（**図5-1，2**）．

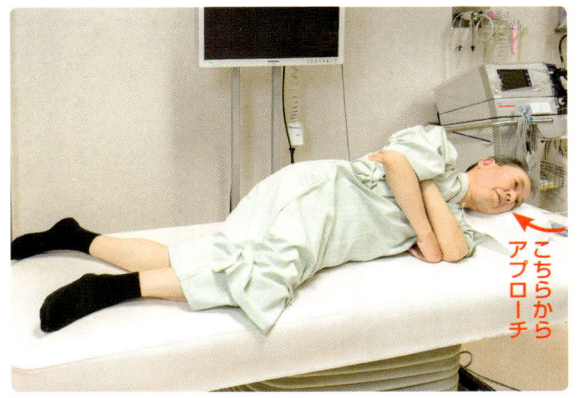

図5-1　上部消化管内視鏡検査の場合

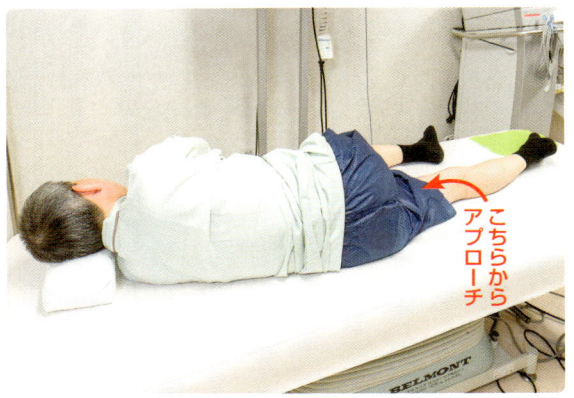

図5-2　下部消化管内視鏡検査の場合

6 検査結果の説明

　筆者の施設では，検査終了後，検査施行医が検査結果を内視鏡室で説明する場合と（**図6**），患者さんに外来に移動してもらい，外来の医師が検査結果を説明する場合があります．

　外来の担当医は検査施行医の内視鏡レポートを確認し，患者さんに実際の内視鏡写真を見てもらいながら結果について説明します．

　前処置として鎮静薬が投与されている場合は，説明の内容が十分に理解できないことも多いので，鎮静薬の効果がどの程度残存しているのか，問診で確認する必要があります．

　また，生検を行った場合は，検査結果が判明する時期に再度外来を受診してもらう必要があることを必ず説明します．

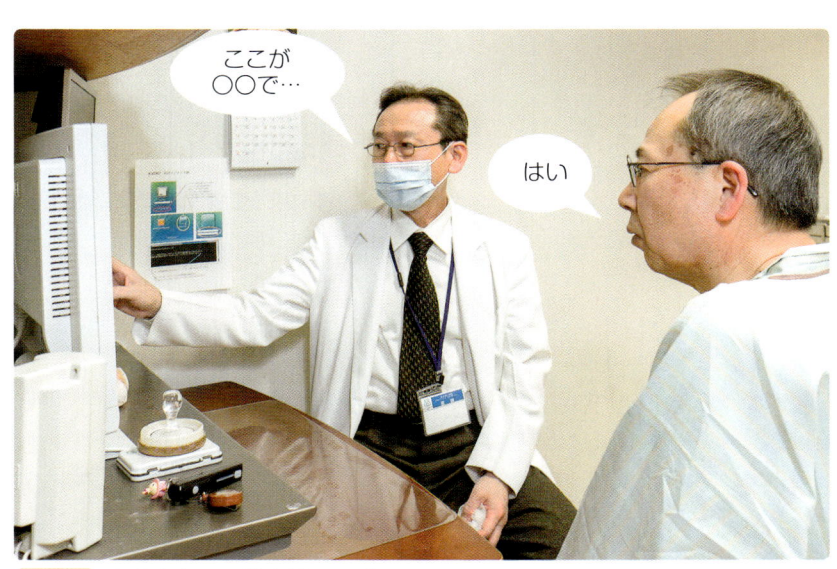

図6　患者さんへの検査結果の説明

7 内視鏡の洗浄，管理

　検査が終了したら，使用した内視鏡を専用の内視鏡洗浄機で洗浄します（図7）．洗浄に要する時間は，筆者の施設では約18分です．この間に次の機材を準備し，内視鏡検査が滞ることなく進むように留意することが必要です．

　そのためには，洗浄を担当する者と内視鏡検査を介助する者との連携が重要で，1日の検査件数，検査者などを検査当日の担当者全員が把握することが大切です．

　内視鏡はすべての検査が終了し，洗浄が完了した後に専用棚に保管しますが（図8, 9），検査に際して内視鏡の損傷がなかったか（図10），忘れずに検証することが必要です．

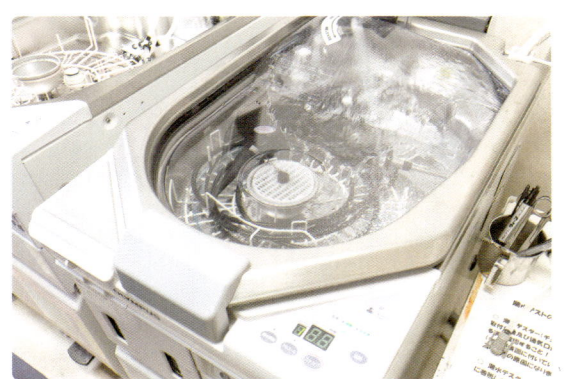

図7　内視鏡洗浄機での洗浄

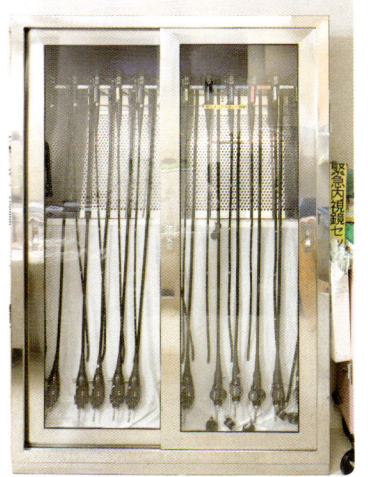

図8　内視鏡専用棚

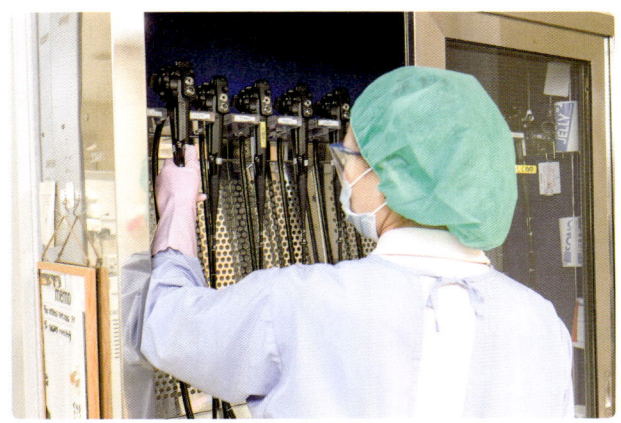

図9　内視鏡専用棚に保管

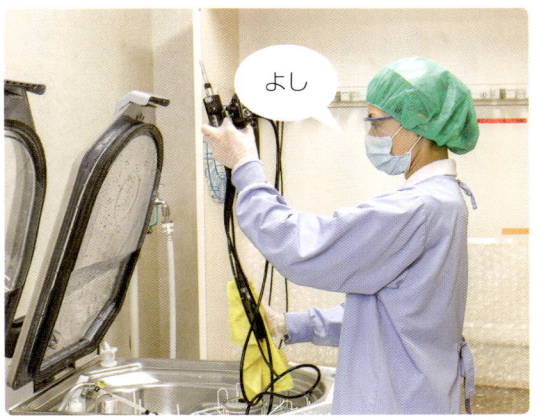

図10　内視鏡損傷の有無の確認

　以上が内視鏡検査を受ける際の，受付から検査結果説明，内視鏡の洗浄・管理までの概略ですが，治療に関しては第2章以降の各論を参照してください．

✪ 看護師や看護補助者の役割

　看護師，看護補助者は検査当日の役割分担を行いますが，筆者の施設では看護補助者が受付と内視鏡洗浄を受け持つようにしています．看護師は，それぞれのブースに分かれて検査の介助を行います．

☀ 検査の受付（図11）

　受付の役割については前述のとおりです．次に，看護師が担う介助について，内視鏡治療を除いて，内視鏡の施行から診断まででとくに重要と思われる点に絞って解説します．

☀ 検査の介助

　検査介助の看護師は，検査開始から終了まで担当するブースを離れることがないようにすることが望ましいです．

　患者さんが鎮静薬を投与されている場合は，呼吸状態に十分留意する必要があることは言うまでもありませんが，非投与時にもつねに患者さんの状態を観察する必要があります．

　なぜなら，検査担当の医師は内視鏡の操作や所見に集中しており，患者さんの状態に無関心とは言わないまでも，一時的に意識がおろそかになってしまうことも考えられます．

　また，検査中は患者さんにできるだけ声かけを行い，少しでも緊張が和らぐように努めます．検査がどの程度進んでいるのかを，医師の集中を邪魔することがない程度に患者さんに説明することは，検査を行う医師が患者さんの状態を意識するきっかけになる場合があります．

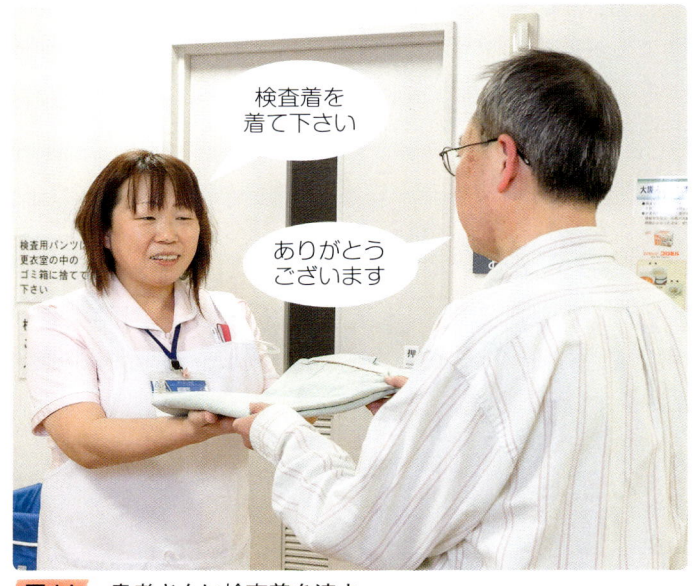

図11　患者さんに検査着を渡す

上部消化管内視鏡検査での役割

　上部消化管内視鏡検査では，げっぷ（曖気(あいき)）が起こりやすく，また咽頭反射が強い患者さんでは内視鏡の挿入自体が困難となる場合があります．

　この際には，とくに介助の看護師の声かけが重要です（**図12**）．医師の内視鏡挿入にあわせてできるかぎり身体に力が入らないように声をかけ，また内視鏡がどの部位に置かれているかを医師が説明できないときには，医師に代わって検査の進行状況を患者さんに伝える必要があります．

　医師が初心者であったり，経験が浅い場合には，とくに介助の看護師の声かけが果たす役割は大きくなります．

下部消化管内視鏡検査での役割

　下部消化管内視鏡検査では挿入・観察に際してある程度，空気，あるいは二酸化炭素を結腸内に送気する必要があります．そのため，腹部が膨満して強い不快感が生じ，また結腸の屈曲部を超える際に苦痛を伴うことが多くなります（詳しくはp.44を参照）．

　したがって，患者さんの苦痛を少しでも和らげるために，できるかぎり患者さんが安心感を得られるような声かけが必要です（**図13**）．苦痛は継続するものではなく，「このポイントを超えれば楽になりますよ」あるいは「遠慮なく排ガスをしてください」などと声かけを行います．

　また，検査の医師が内視鏡挿入に集中しすぎる傾向にあると判断した場合には，患者の苦痛を代弁するようにするべきですが，どうしても深部まで挿入する必要性がある場合も多いのです．そのため，医師との連携は大変重要であり，検査の目的を医師，介助の看護師ともに十分に把握しておく必要があります．

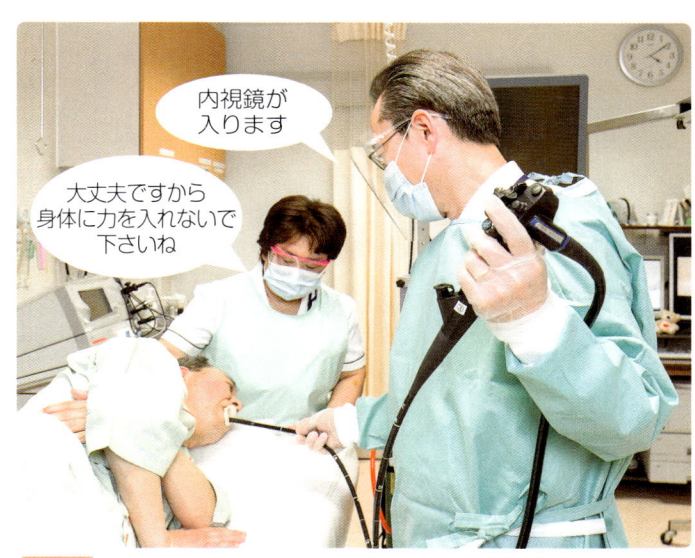

図12　介助の看護師の声かけ（上部消化管内視鏡検査）

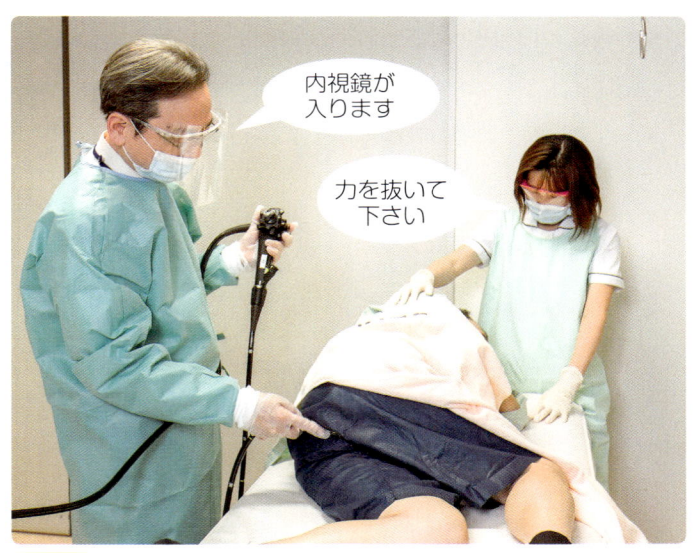

図13　介助の看護師の声かけ（下部消化管内視鏡検査）

2 内視鏡の基礎知識

内視鏡システムと電子スコープ

　現在使用されている内視鏡は電子内視鏡です．スコープの先端に小型テレビカメラが装着されており，カメラは半導体撮像素子カメラ（charge coupled device：CCD）と呼ばれ，光を電子信号に変換し，モニターに映し出します．内視鏡の太さや長さは用途によって異なります．

　日本では，オリンパスメディカルシステムズ社，富士フイルム社の内視鏡システムを採用している施設が多いと思われます．ここでは，オリンパスメディカルシステムズ社のEVIS LUCERA ELITEシステムを例に，内視鏡スコープの原理と構造について概説します．

内視鏡システム

　内視鏡システムはテレビモニター，ビデオシステムセンター，送水タンク，内視鏡用二酸化炭素送気装置，高輝度光源装置，吸引機が一体化しています（**図1**）．上部消化管内視鏡・下部消化管内視鏡ともに同様の構造の内視鏡システムを用います．

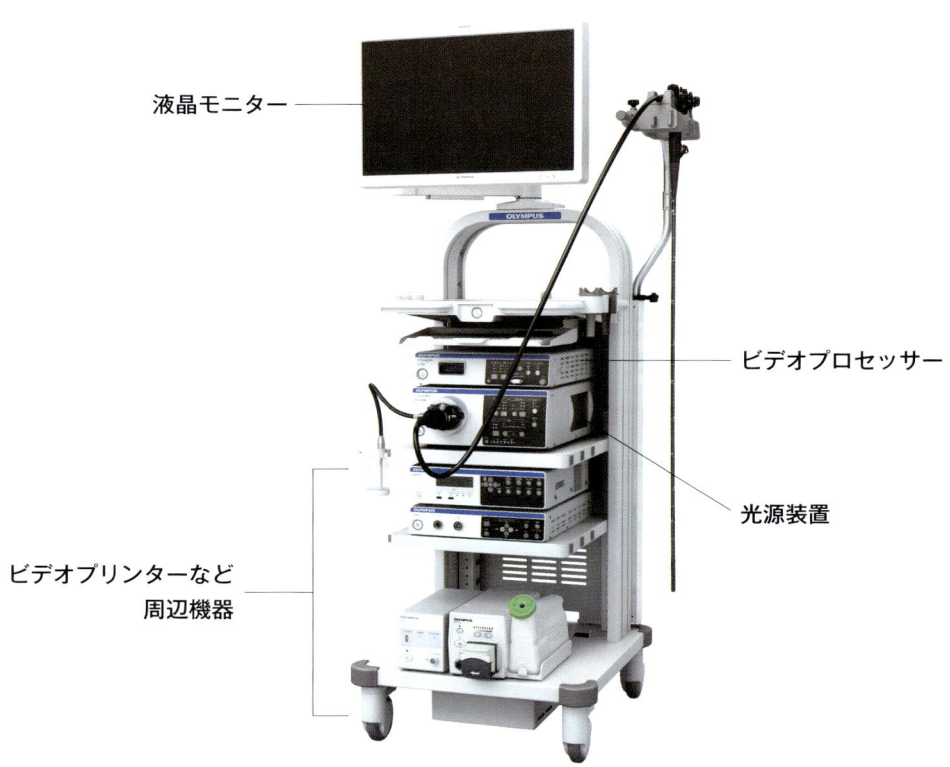

図1　内視鏡システム　　　　　（写真提供：オリンパスメディカルシステムズ）

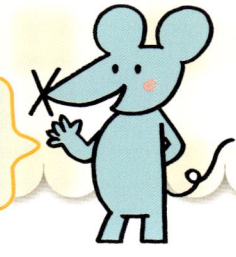

内視鏡システム，電子スコープの原理と構造，種類について解説します．

☀ 電子スコープ

上述の内視鏡システムに電子スコープを接続して用います（図2, 3）．

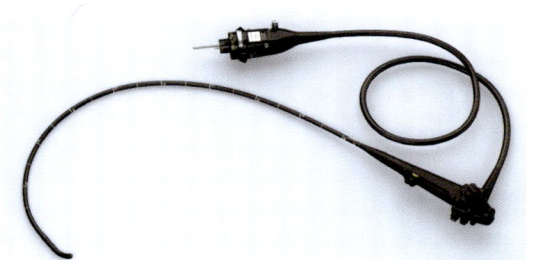

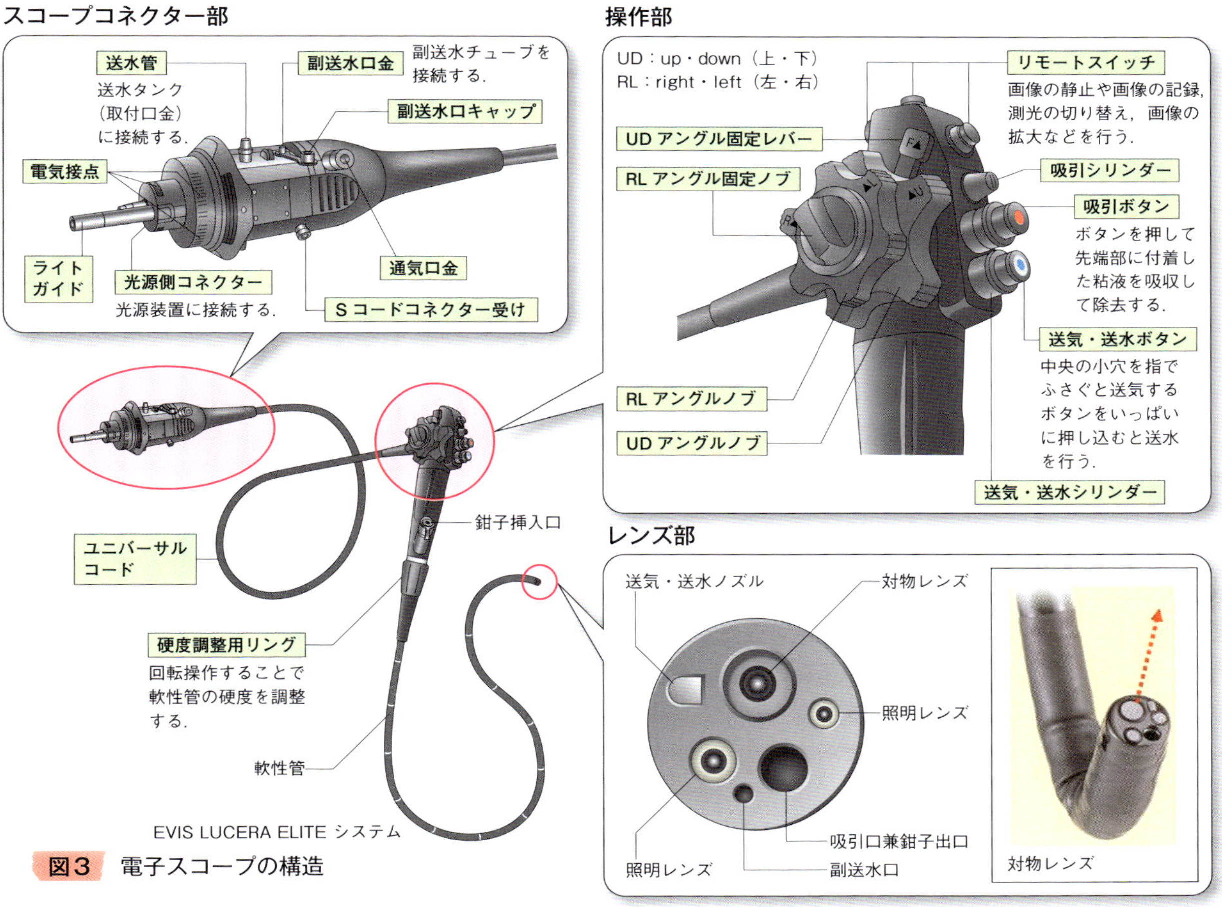

図2 電子スコープ（写真提供：オリンパスメディカルシステムズ）

スコープコネクター部

- 送水管：送水タンク（取付口金）に接続する．
- 副送水口金：副送水チューブを接続する．
- 副送水口キャップ
- 電気接点
- ライトガイド
- 光源側コネクター：光源装置に接続する．
- 通気口金
- Sコードコネクター受け

操作部

UD：up・down（上・下）
RL：right・left（左・右）

- リモートスイッチ：画像の静止や画像の記録，測光の切り替え，画像の拡大などを行う．
- UDアングル固定レバー
- RLアングル固定ノブ
- 吸引シリンダー
- 吸引ボタン：ボタンを押して先端部に付着した粘液を吸収して除去する．
- RLアングルノブ
- UDアングルノブ
- 送気・送水ボタン：中央の小穴を指でふさぐと送気するボタンをいっぱいに押し込むと送水を行う．
- 送気・送水シリンダー

- ユニバーサルコード
- 鉗子挿入口
- 硬度調整用リング：回転操作することで軟性管の硬度を調整する．
- 軟性管

EVIS LUCERA ELITE システム

図3 電子スコープの構造

レンズ部

- 送気・送水ノズル
- 対物レンズ
- 照明レンズ
- 照明レンズ
- 吸引口兼鉗子出口
- 副送水口
- 対物レンズ

第1章　内視鏡の知識

操作部

　操作部は左右（RL；Right/Left）アングル固定ノブ，RLアングルノブ，上下（UD；Up/Down）アングル固定レバー，UDアングルノブ，吸引シリンダー，送気・送水シリンダー，把持部，鉗子挿入部などで構成されています．

①RLアングル固定ノブ：スコープ彎曲部の左右方向への彎曲状態を固定するノブであり，「F▶」の逆方向に回すと固定され，「F▶」方向に回すと固定が解除される．
②RLアングルノブ：スコープ彎曲部を左右方向に曲げます．「R▲」方向に回すと右方向に曲がり，「▲L」方向に回すと左に曲がる．
③UDアングル固定レバー：スコープの彎曲部の上下方向への彎曲状態を固定するノブであり，「F▶」の逆方向に回すと固定され，「F▶」方向に回すと固定が解除される．
④UDアングルノブ：スコープ彎曲部を上下方向に曲げます．「▲U」方向に回すと上方向に曲がり，「D▲」方向に回すと下に曲がる．
⑤吸引シリンダー：赤色の吸引ボタンを取り付ける．
⑥送気・送水シリンダー：青色の送気・送水ボタンを取り付ける．
⑦把持部：内視鏡を左手で把持する部分．
⑧鉗子挿入部：生検鉗子などの処置具を挿入する入り口で，鉗子栓を取り付けて使用する．

スコープコネクター部

　スコープコネクター部はライトガイド，電気接点，吸引口金，副送水口金，副送水口キャップ，電気口金，エチレンオキサイドガス（ethylene oxide gas：EOG）口金，ユニバーサルコード，Sコードコネクター受け，UP指標などから構成されています．

①ライトガイド：光源装置に接続することにより，内視鏡先端に照明光を送る．
②電気接点：光源装置に接続して，電気的に光源装置と内視鏡をつなげる．
③副送水口金：副送水チューブを接続しないときには，キャップで蓋をしておきますが，患者の体腔内粘膜に付着した血液を洗浄する場合にチューブを装着し，内視鏡先端の副送水口に滅菌水を送る．
④副送水口キャップ：上述の副送水口金に蓋をするキャップ．
⑤電気口金：EOG口金，または漏水テスターを取り付ける．
⑥EOG口金：内視鏡検査をするときには，必ず取り付ける．また，EOG滅菌をするときには必ず取り付ける．
⑦ユニバーサルコード：スコープコネクターと操作部を取り付ける．

⑧Sコードコネクター受け：ポリペクトミーや内視鏡的粘膜切除術（endoscopic mucosal resection：EMR）や内視鏡的粘膜下層剥離術（endoscopic submucosal dissection：ESD）を行うときに高周波焼却電源装置に接続されているSコードを接続する．
⑨UP指標：コネクター部を光源装置に接続するときには，UP指標「○」を上にして取り付ける．

＊

　内視鏡検査を行う際は，上述の内視鏡システムに内視鏡を装着して検査を開始します．

　装着の順番は，吸引ボタン，送気・送水ボタンを装着し，各部を点検したあとに内視鏡を光源装置に接続し，吸引機，送水タンクを接続します．送水ボタンを押して送水が確実に行われ，吸引ボタンを押して吸引が確実に行われることを必ず確認します．

　また，光源ボタンをonにしてホワイトバランスを行い，光源装置に不備がないことを確認します．鉗子挿入部への鉗子栓の取り付けがなされていないと，吸引機能も不備となるので，とくに注意が必要です．

内視鏡の分類・種類と用途

形状による分類

　内視鏡には，先端部分が屈曲して角度がつけられる軟らかい構造の軟性内視鏡と，先端部分が曲がらない直管の硬性内視鏡（図4）があります．硬性内視鏡は以前は直腸鏡などとして用いられていましたが，現在ではほぼ軟性内視鏡が用いられています．

　また，近年ではカプセル型の小型カメラを内蔵した内視鏡を用いた検査も増えてきています（図5）．小型カメラで撮影された画像データは，無線送信によって体外に装着した受信機に送られるしくみになっています．おもに上部・下部消化管の原因不明の消化管出血の患者さんに対して用いられます．

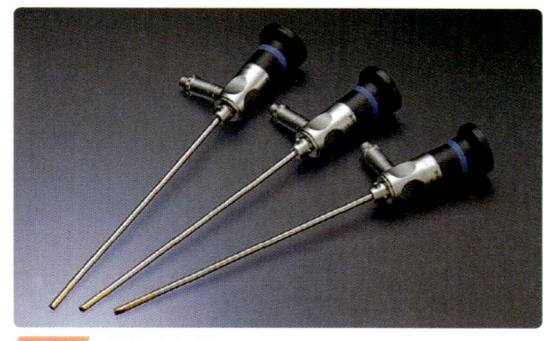

図4　硬性内視鏡

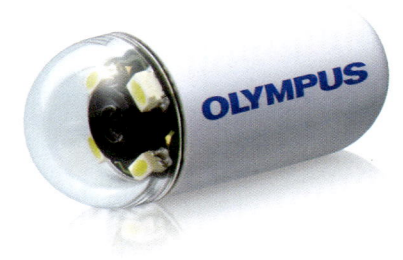

図5　小腸用カプセル内視鏡
（写真提供：オリンパスメディカルシステムズ）

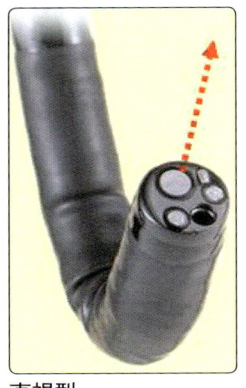 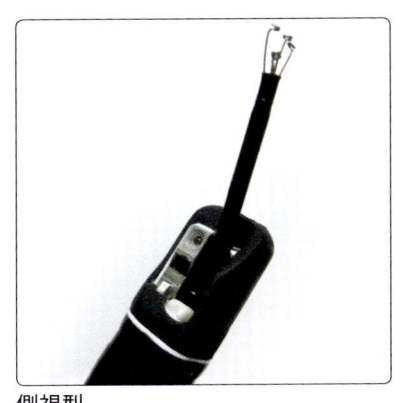 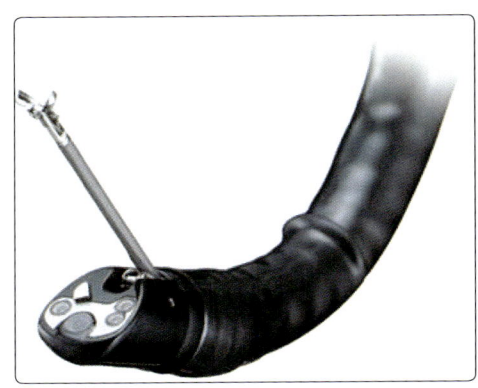

直視型　　　　　側視型　　　　　斜視型

図6 上部消化管内視鏡の種類

上部消化管内視鏡の種類

オリンパスメディカルシステムズ社のEVIS LUCERA ELITEシリーズGIF-H290は，先端部外径8.9mm，挿入部最大径10.7mm，有効長1,030mmです．咽喉頭から食道，胃，十二指腸球部，十二指腸下行脚を観察し，診断・治療する際に使用します．

また，大腸病変に対する内視鏡的粘膜下層剥離術（endoscopic mucosal dissection：ESD）に用いる場合もあります．

上部消化管内視鏡では，おもに軟性内視鏡が用いられており，先端部分の視野の角度によって直視型，側視型，斜視型があります．観察する部位に応じて選択します（**図6**）．

直視型

スコープの長軸方向にレンズがあり，観察・処置の両方に用いられる一般的な内視鏡です．挿入性にすぐれており，食道，胃，十二指腸，小腸，大腸と消化管全域に使用されます．

側視型

スコープの側面にレンズがあるため，挿入時にスコープの進行方向が見えませんが，側面にある病変を正面からとらえることができ，観察に有用です．胃や十二指腸の観察に多く用いられます．

斜視型

レンズが斜め方向を向いており，直視型と側視型の欠点を補うものです．前方のものも側方のものもある程度正面からとらえることができ，食道や胃の観察に用いられます．

下部消化管内視鏡の種類

オリンパスメディカルシステムズ社のEVIS LUCERAシリーズH260AL/I, Q260AL/I, EVIS LUCERA ELITEシリーズCF-H290L/I, PCF-H290L/Iの大腸内視鏡は, 内視鏡全長が1,655mm（L）, 1,330mm（I）であり, 一般的には1,330mm（I）を使用します（図7）.

しかし, 結腸過長で挿入困難例では1,655mm（L）のものを使用する場合があるので, 施行医の指示に従って用意します. PCF-H290Lは通常, 大腸内視鏡にくらべて挿入部が5mm細いです.

拡大機能のあるスコープを使用する際には, オーダーした時点でスコープの種類を指定されるので, 拡大装置を用意する必要があります. 肛門, 直腸, 結腸, 回腸末端を観察, 診断・治療する際に使用します.

下部消化管内視鏡では, 基本的に直視型を用います.

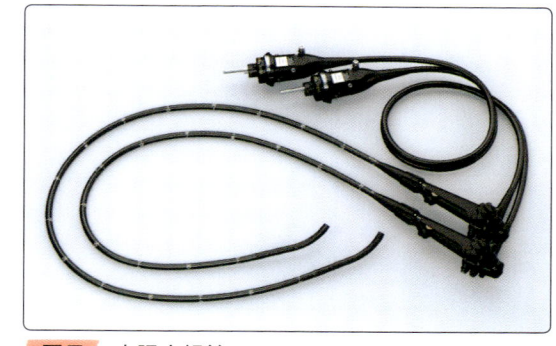

図7　大腸内視鏡
（写真提供：オリンパスメディカルシステムズ）

十二指腸内視鏡の種類

内視鏡的逆行性膵胆管造影（endoscopic retrograde cholangio-pancreatography：ERCP）の際は十二指腸内視鏡は, オリンパスメディカルシステムズ社のEVIS LUCERAシリーズJF TYPE 260V, TJF TYPE 260Vが用いられ, これらは側視型です（図8）.

一般の上部消化管内視鏡は, 先端にテレビカメラが装着されている直視型ですが, 本シリーズは図9のように十二指腸乳頭部が観察しやすいような構造となっています.

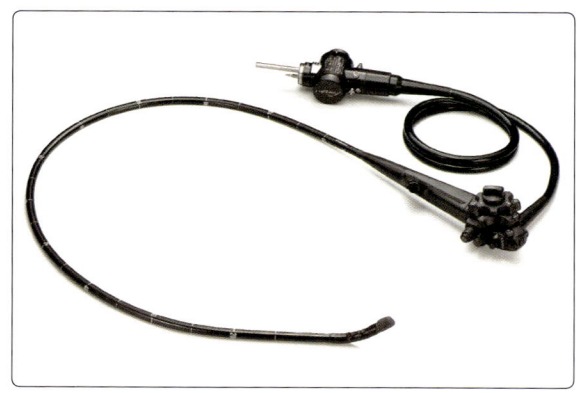

図8　十二指腸内視鏡
（写真提供：オリンパスメディカルシステムズ）

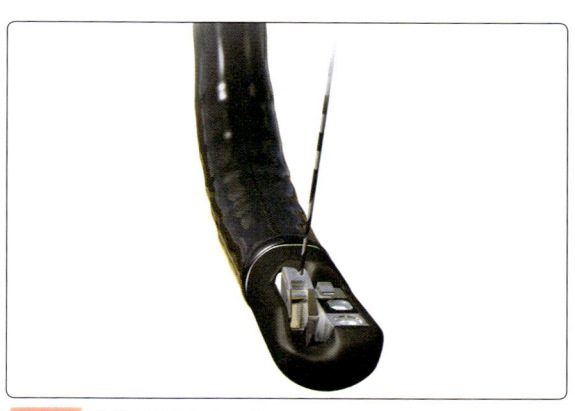

図9　側視型のレンズ
（写真提供：オリンパスメディカルシステムズ）

3 内視鏡による診断法

　上部消化管内視鏡検査，下部消化管内視鏡検査ともに粘膜の形態変化や色調の変化などから病変を診断します．がんの存在診断や進行度診断，とくにがんの深達度診断にあたっては色素法，画像強調診断内視鏡（image enhanced endoscopy：IEE），拡大内視鏡が行われます．

✦ 色素法

　消化管内視鏡診断時に色素を散布して病変の存在を強調して描出し，診断する方法です．原理によって，反応法，コントラスト法，染色法などの手法に分かれます（**表1**）．
　さまざまな色素が用いられ，上部消化管内視鏡検査・下部消化管内視鏡検査ともに頻用されます．代表的な色素法として，以下を覚えておきましょう．

☀ ルゴール（ヨード）法

　反応法の1つで，咽喉頭・食道がんの存在診断には，ルゴール（ヨード）液の散布が有用です．正常粘膜ではルゴール液が取り込まれて染色されますが，がんが存在する部分では不染色帯として描出されます（**図1**）．
　ルゴールは粘膜に刺激を与えるため，胸痛や吐き気を散布後に生じることがあります．そのため，事前に患者さんに刺激があることを伝えておいたり，検査終了時に残った色素をできるかぎり吸収することが重要です．

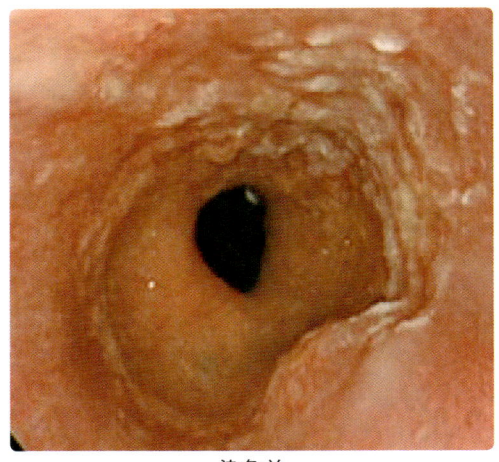
染色前

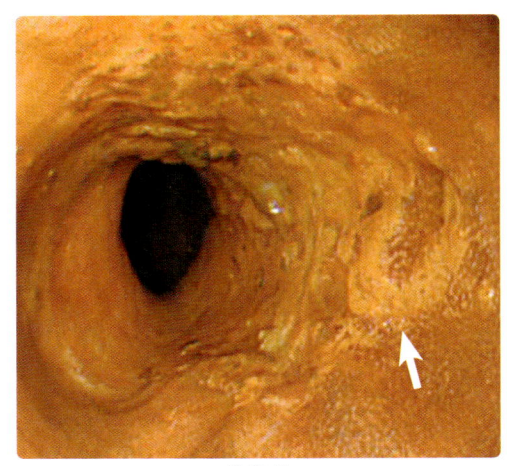
染色後

図1 早期食道がんのルゴール染色
不染色箇所（矢印）ががんの存在を示す

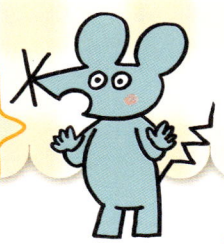

色素法や画像強調診断内視鏡，拡大内視鏡，生検などを併用して診断を行います．

表1　色素法の種類

手法	染色体	原理	対象部位
反応法	ルゴール	特定の環境下で色素液が反応する特性を利用して，その反応を観察する	咽喉頭，食道
コントラスト法	インジゴカルミン メチレンブルー	病変の表面にある凹凸に色素液を溜めることによって，形態を鮮明にして観察する	胃，十二指腸，小腸，大腸
染色法	クリスタルバイオレット	生体組織が色素液の浸潤や吸収によって染色される現象を観察する	胃，十二指腸，小腸，大腸

インジゴカルミン，メチレンブルー染色

　コントラスト法の1つで，使用される頻度が最も高い色素法です．胃・大腸検査に際しては，消化管粘膜から吸収されにくいインジゴカルミン（0.4％・5mLを4～5倍に希釈），あるいは0.2％のメチレンブルーを使用します．病変を染色し，患部の凹凸を強調することができます（図2）．
　検査後に便が青くなることがあるので，事前に患者さんに伝えておくことが重要です．

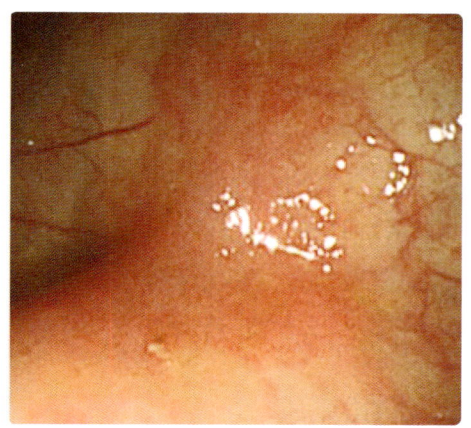
染色前

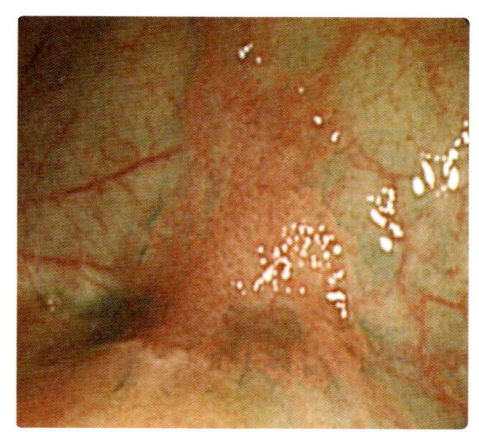
染色後

図2　腺腫のインジゴカルミン染色像

クリスタルバイオレット

　染色法の1つで，おもに大腸の拡大内視鏡で用いられます．大腸内視鏡検査では，0.05％程度のクリスタルバイオレットを用いて染色し，がんの存在のみならず，深達度診断を行うことも可能です（図3）．
　鉗子口からの染色液散布の際に，病変部から出血させないように注意することが必要です．

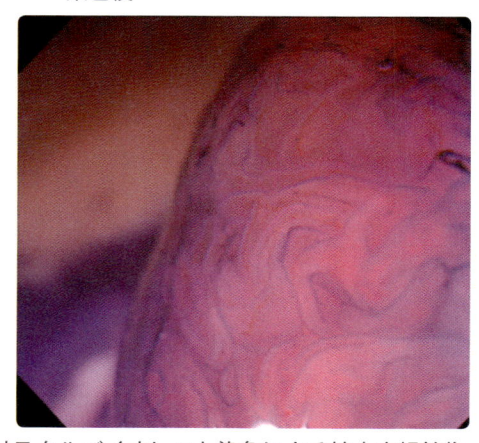

図3　クリスタルバイオレット染色による拡大内視鏡像

✪ 画像強調診断内視鏡（IEE）

　画像強調診断内視鏡（image enhanced endoscopy：IEE）は，新しい画像強調観察法です．現在わが国で行われている観察法は，オリンパスメディカルシステムズ社が開発した狭帯域光画像システム（narrow band image：NBI）と富士フイルム社が開発した分光画像強調システム（flexible spectral imaging color enhancement：FICE）です．

◉ 狭帯域光画像システム（NBI）

　狭帯域の2つの光線を観察野に照射することにより，粘膜表層の毛細血管が強調された画像が得られるシステムです．NBIは色素を散布することなく，食道・胃・大腸の腫瘍，非腫瘍を鑑別することが可能となり，有用性が高い機能です（図4）．
　NBIに対応している光源装置が必要ですが，内視鏡スコープは通常のもので実施できます．

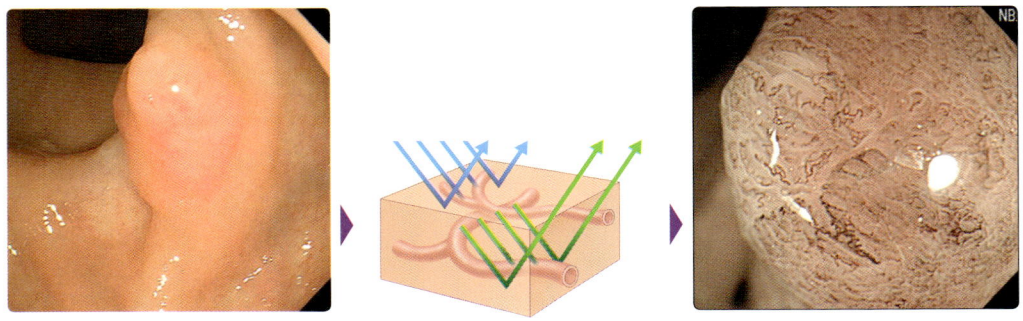

図4　NBI観察による粘膜がんの内視鏡像（左）とNBI像（右）

（内視鏡写真は南大和病院・深原俊明先生より提供）
（荒井邦佳監：ビジュアル早期大腸癌内視鏡診断．p.4，学研メディカル秀潤社，2013）
（NBI模式図はオリンパスメディカルシステムズHP：http://www.olympus.co.jp/jp/news/2006b/nr061226evissj.cfm を参照して作成）

◉ 分光画像強調システム（FICE）

　通常光の観察による通常画像から，任意の波長光の情報を取り出して，新たに画像化するシステムです．NBIと同様に，食道・胃・大腸の腫瘍，非腫瘍を鑑別することが可能です（図5）．
　FICEに対応している光源装置が必要ですが，内視鏡スコープは通常のもので実施できます．

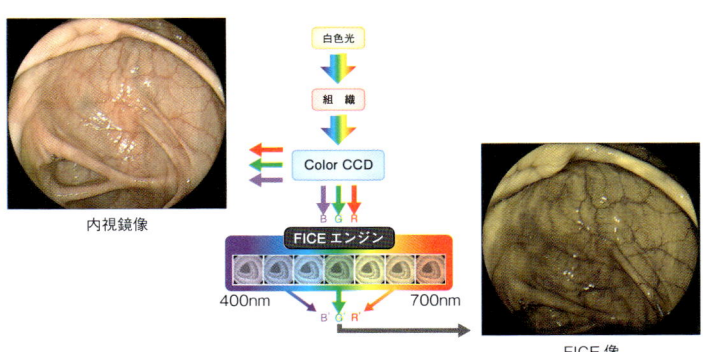

図5　盲腸の正常内視鏡像（左上）とFICE画像（右下）

（中央の模式図は富士フイルムHP：http://fujifilm.jp/business/healthcare/endoscope/advancia/processor/feature.html を参照して作成）（荒井邦佳監：ビジュアル早期大腸癌内視鏡診断．p.4，学研メディカル秀潤社，2013）

✪ 拡大内視鏡

　光学式もしくは電機式に内視鏡を用いて病変部位を拡大する観察法のことです．通常は5倍程度の倍率でスコープ像が描出されますが，拡大内視鏡を用いることにより100倍程度まで倍率が増し，腫瘍やポリープの表面構造が明確に描出されます．

　NBIや色素散布を併用することにより，がんの存在診断からがんが消化管壁へどの程度浸潤しているかについても診断することが可能です．上部内視鏡検査では咽頭や食道の微小がんも診断可能であり，きわめて有用かつ重要な検査方法です（図6）．

　光学式の拡大機能をもった拡大内視鏡を用いて実施します．

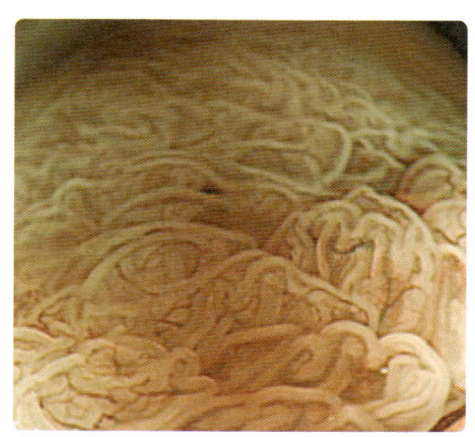

図6　NBI拡大内視鏡像

✪ 生検法

　咽喉頭から食道・胃・十二指腸球部・十二指腸下行部，回腸末端，結腸，直腸まで病変部の組織を鉗子により採取し，病変の病理学的診断を行って，確定診断に導く検査です．

　明らかに良性と思われる炎症性変化や胃ポリープについては，生検を省く場合がありますが，がんが少しでも疑われる場合には必ず施行すべき検査です（図7）．

　生検法により，上部消化管内視鏡検査では萎縮性胃炎の組織からヘリコバクター・ピロリ菌を検出することも可能であり，大腸の炎症性腸疾患（クローン病や潰瘍性大腸炎など）の確定診断を得ることも可能です．

　生検鉗子をスコープの鉗子口から挿入し，モニターで確認しながら組織片を採取します．

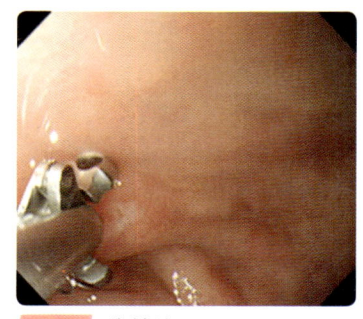 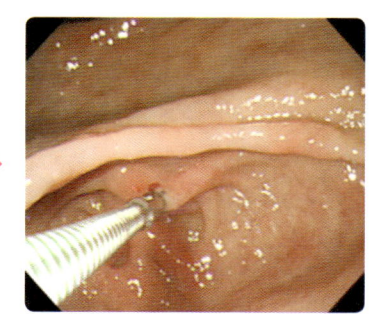

図7　生検法
病変部の組織を鉗子で採取する

4 患者説明のポイント

医師・看護師による説明

　筆者の施設では，内視鏡検査を予約する医師が検査を必要とする患者さんに，検査の必要性と起こりうる偶発症，およびその発生頻度や対策について外来診療時に説明しますが，十分に時間がとれないことも多くあります．そこでインフォームド・コンセント（informed consent：IC）担当の看護師が別室でさらに説明をくり返し行い，同意書を得るようにしています．

　医師には検査に対する強い不安を訴えられず，検査を承諾したものの，再度説明されることで不安が増し，検査を拒否する患者さんもみられます．しかし反対に，安心感が得られることも多いと思われます．以下に消化管内視鏡ガイドラインに記載されているICの方法を抜粋します[1]．

1. 口頭によるわかりやすい説明が原則
   パンフレットやビデオなど補助的手段も有効
2. 客観的な情報提供により補助的手段も有効
3. 説明した内容と患者の同意の有無はカルテに記録
4. 説明者，患者双方の署名入りの同意書を得ることが望ましい

　参考までに，当院で使用している内視鏡検査時の同意書を示します（**図1**）．

　医師のみならず看護師から再度説明を受けることで，医師の前では緊張してできなかった質問などが可能となり，患者さんにとっては有用な方法であると考えています．

偶発症の説明

　偶発症に関しては，いたずらに患者さんに不安を与えないように，その対処方法についても説明します．

　また，事前に検査をキャンセルすることも可能であることを付け加え，患者さんが安心して検査を受けることができる環境をつくりましょう．

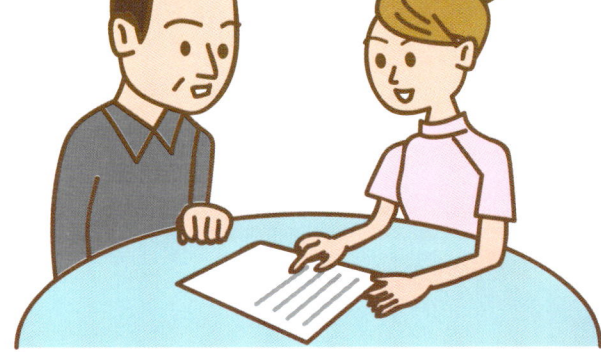

> 患者さんの不安をできるかぎり取り除けるようにていねいな説明を心がけましょう．

第1章 内視鏡の知識

● 上部消化管内視鏡検査

● 大腸内視鏡検査

図1 内視鏡検査の同意書の例

5 偶発症への対応

　現在の消化器疾患の診断治療においては，内視鏡の活用が必須です．筆者の施設では，2012年度の上部消化管内視鏡の総件数は6,422件で，そのうちERCP（内視鏡的逆行性膵胆管造影）が97件，EMR（内視鏡的粘膜切除術）などの治療的内視鏡は95件，下部内視鏡総件数は2,621件で，そのうちEMRなどの治療的内視鏡件数は483件でした．

　検査に際しては施行する医師のみならず，介助の看護師も偶発症の発生をつねに念頭に置く必要があります．

　偶発症の発生頻度は，2003～2007年までの期間における第5回全国調査において0.057％と報告されています[2]．検査別に「偶発症発生頻度，死亡頻度」を調査した結果では，上部消化管内視鏡検査で0.005％と0.00019％，下部消化管内視鏡検査で0.012％と0.00082％でした．また，診断的ERCPに関連した偶発症発生率と死亡率はそれぞれ0.585％と0.014％でした．

❌ 前処置に伴う偶発症

鎮静に伴う偶発症

　前処置における偶発症は，鎮静薬・鎮痛薬によるものが大部分を占めます．鎮静薬の種類としてはジアゼパムが多く，筆者の施設では鎮静としてジアゼパムを1/2A（アンプル）静注することが多いです．いわゆる意識下鎮静（conscious sedation）ですが，呼吸抑制（呼吸数の減少や停止），循環抑制（血圧低下，徐脈，不整脈），覚醒遅延などの副作用が生じることがあるので注意が必要です[4]．

　したがって，検査中は医師のみならず介助の看護師もつねに患者さんに声をかけ，呼吸状態を観察します．また，検査後は患者さんが十分に覚醒するまでリカバリーベッドに臥床してもらうか，院内で休息してもらうなどの処置が必要です（**図1**）．

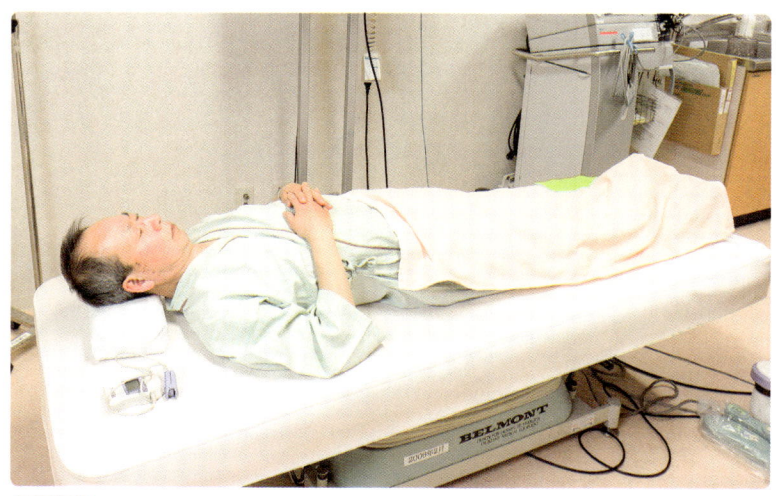

図1 検査後は十分に覚醒するまで安静を保持

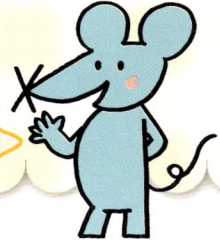

万が一の状況に対応できるよう,偶発症対応の知識を身につけましょう.

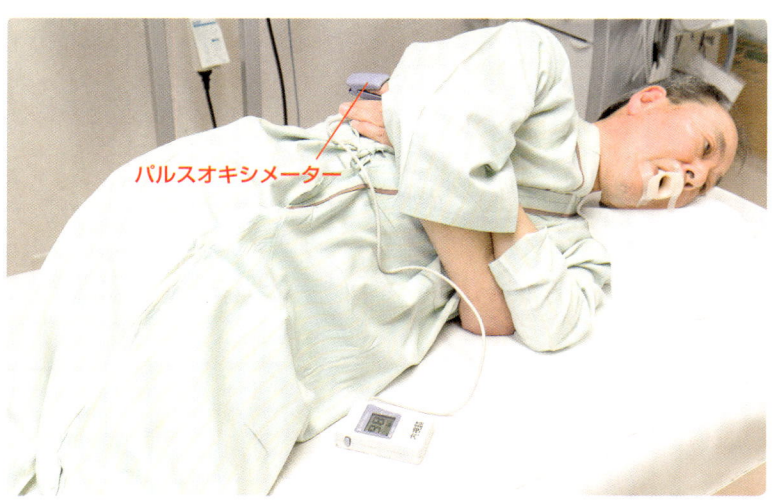

図2 パルスオキシメーターの装着

とくに自動車の運転はできるかぎり避けてもらわなければならないので,検査前にきちんと説明する必要があります.

80歳以上の高齢者では鎮静薬は使用しないことが多いです.また,心肺血管系のリスクを有している患者さんには慎重に投与する必要があり,酸素濃度のモニタリングや救急処置の体制を整えたうえで実施するようにしましょう[3)].

鎮静を行った場合には,パルスオキシメーターを必ず装着し(**図2**),酸素吸入,自動血圧計や心電図の準備を怠らないようにします.パルスオキシメーターで低酸素状態が確認された場合には,患者さんに腹式呼吸を促し,酸素吸入を行います.低酸素状態から回復しない場合は,拮抗薬[*1]を用いて覚醒させます.

副交感神経遮断薬に伴う偶発症

前投薬として消化管の運動抑制,唾液・胃液の分泌抑制を目的としてブチルスコポラミン臭化物を使用します.筆者の施設でも1/2Aの静注を行っていますが,アナフィラキシーショック[*2]を起こすこともあるので注意が必要です.

心疾患,緑内障,前立腺肥大症を有する患者にはブチルスコポラミン臭化物は使用禁忌なため,グルカゴンを用います.

しかし,糖尿病を合併している場合には使用するべきではないので,検査前に慎重に問診を行いましょう.

用語解説

＊1 拮抗薬
ジアゼパムに対する拮抗薬としては,フルマゼニル(0.2mg),ナロキソン塩酸塩(0.2mg)があります.

用語解説

＊2 アナフィラキシーショック
抗原によって感作された生体が,その抗原に再度さらされたときに起こる症状です.喉頭浮腫から気道閉塞に陥るおそれがあります.

★ 検査・治療中に起こる偶発症とその対策

☀ 上部消化管内視鏡

リドカインによるアレルギー反応

　上部消化管内視鏡検査に特有な偶発症には，上述した鎮静に伴う偶発症のほかに，咽頭麻酔に使用するリドカインによるアレルギー反応があります．重篤な場合は，声帯浮腫から気道閉塞となり呼吸困難をきたすので，観察を怠らないようにしましょう．万一に備え，気道確保の準備も行います．

穿孔

　検査による合併症で最も多いのは，穿孔です．内視鏡挿入時に食道入口部を損傷することによって引き起こされます．早期発見がなされないと縦隔炎を引き起こし，治療に難渋します．穿孔の予防は，検査の医師が挿入を慎重に行う以外，対策はありません．

出血

　出血も検査中や治療中に遭遇する偶発症です．止血クリップや凝固装置などをすぐに使用できるよう準備しておくことが，予期せぬ出血に対処する最も重要な対策になります．

☀ 下部消化管内視鏡

腸管洗浄薬服用による悪心・嘔吐，腹痛

　下部消化管内視鏡検査に特有の偶発症には，前処置に伴う腸管洗浄薬服用による悪心・嘔吐，腹痛などの消化器症状があります．悪心・嘔吐は腸管洗浄薬の服用を中止すれば改善します．腹痛や腹部膨満感は排泄が行われれば消失するので，注意深く観察します．
　イレウスが疑われる患者さんでは腸管洗浄薬は禁忌となるので，慎重に問診を行わなくてはなりません．

腸管洗浄薬服用による血圧低下

　服用に際して急激な血圧低下をきたすことがあるので，血管を確保し，補液がスムーズに行えるように準備しておきます．

*

　検査・治療中に起こりうる偶発症では，穿孔が最も重篤な合併症です．検査医師の慎重な手技以外に予防する対策はありませんが，患者さんからの疼痛の訴えを軽視しないように注意し，検査・治療中の声かけをつねに意識しましょう．

6 抗血栓療法への対応

★ インフォームド・コンセントでの患者への確認

　筆者の施設では，検査予約時に担当医師が抗血栓薬を内服していないか患者さんに問診を行います．その後，看護師によるインフォームド・コンセント（IC）時にも再度確認します．

★ 処方した機関へのコンサルタント

　循環器内科から処方されている場合には，休薬の可能性や休薬期間についてコンサルトします．他施設から処方されている場合には，緊急検査以外はできるかぎり休薬に関する問い合わせを行うようにしています．

　抗血栓薬の休薬による危険性と，内視鏡検査による出血の危険性とのバランスを判断することは困難であり，処方した診療機関，ないしは医師との連携を密接にして，患者さん個々の状態に応じて対処すべきであると考えています．

　近年は高齢化に伴い，抗血栓薬の予防的投与を受けている場合もあり，具体的な薬剤名を患者さんが把握していない場合もありますので，検査に際しては不必要な偶発症を避けるためにも，十分な問診が必要です．検査時に生検を行うか否か，あるいは内視鏡的処置を行うか否かは，つねに抗血栓薬の処方を指示した医師との協議によって判断することが望ましいといえます．

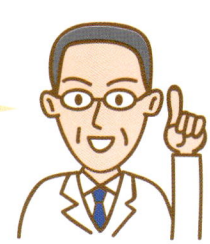

処方した診療機関や医師と連携し，それぞれの患者さんに応じた対応をとることが重要です．

7 内視鏡検査・治療を必要とする主要疾患一覧

✪ 内視鏡検査を必要とする主要疾患

検査	疾患
上部消化管内視鏡検査	逆流性食道炎，食道がん，胃炎，急性胃粘膜障害，胃ポリープ，胃潰瘍，胃がん，十二指腸潰瘍，十二指腸炎，十二指腸乳頭部がん
超音波内視鏡検査（EUS）	胆嚢がん，胆管がん，胆石・胆嚢ポリープ，胆嚢炎，総胆管結石，膵胆管合流異常，慢性膵炎，膵管狭窄，各消化管悪性腫瘍の壁深達度診断（食道がん，胃がん，大腸がん）とリンパ節転移診断，粘膜下腫瘍診断，消化管がんの他臓器浸潤の有無など
下部消化管内視鏡検査	大腸ポリープ，大腸炎（感染性，薬剤性），炎症性腸疾患（潰瘍性大腸炎・クローン病），大腸がん，痔核
内視鏡的逆行性膵胆管造影（ERCP）	胆石症，総胆管結石，胆管がん，十二指腸乳頭部がん，膵がん　など

✪ 内視鏡治療を必要とする主要疾患

治療	疾患
内視鏡的粘膜切除術（EMR）	胃がん，胃腺腫，胃ポリープ，食道がん，大腸腺腫，大腸がん
内視鏡的粘膜下層剥離術（ESD）	胃がん，胃腺腫，食道がん，大腸がん
内視鏡的硬化剤注入療法（EIS）	食道静脈瘤，胃静脈瘤
内視鏡的食道拡張術	食道狭窄，食道がん
ポリペクトミー	上部消化管の良性ポリープ，大腸ポリープ
内視鏡的逆行性胆道ドレナージ術（ERBD）	胆道狭窄，胆道閉塞
経皮内視鏡的胃瘻造設術（PEG）	脳血管障害，認知症，神経疾患，口腔・咽頭・食道がんなどで経口的に水分や栄養を長期間あるいは永続的に補給することが困難な場合

引用・参考文献
1）日本内視鏡学会：消化器内視鏡ガイドライン第3版，p11，医学書院，2006.
2）芳野純治，五十嵐良典，大原弘隆ほか：消化器内視鏡関連の偶発症に関する第5回全国調査報告—2003年より2007年までの5年間—. Gastroenterol Endosc 52 (1)：95-103，2010.
3）日本内視鏡学会：消化器内視鏡ガイドライン第3版，p67，医学書院，2006.
4）日本内視鏡学会：消化器内視鏡ガイドライン第3版，p43，医学書院，2006.

第2章

内視鏡検査とケア

上部消化管内視鏡検査
超音波内視鏡検査
下部消化器内視鏡検査
内視鏡的逆行性膵胆管造影

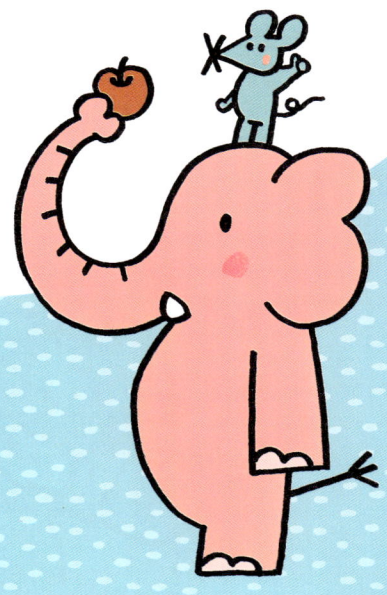

1 上部消化管内視鏡検査

❖ 上部消化管内視鏡検査とは

概要
食道，胃，十二指腸にスコープを挿入し，粘膜を観察する検査で，内視鏡検査のなかで最も頻回に行われる検査です．

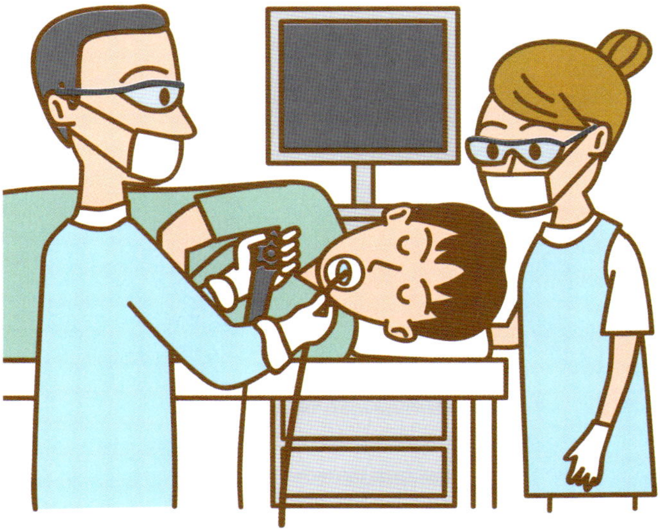

適応
上部消化管内視鏡検査では，口腔から咽喉頭，食道，胃，十二指腸を観察対象とします．検診目的のほか，腹痛や胸焼け，腹部膨満感など上腹部消化器症状を訴える場合，出血など上部消化管に病変の疑いがある場合に適応となります．

検査の実施に慎重な検討を要する場合
以下のような状況では，検査の実施については慎重に検討する必要があります．そして，内視鏡検査を行う有用性がその危険性を上回る場合にのみ，経験豊富な熟練した医師によって行われるべきです．
・消化管閉塞がある場合（イレウス）
・消化管穿孔が疑われる場合
・全身状態がきわめて不良な場合
・重篤な呼吸器疾患，循環器疾患がある場合

検査の種類
経口上部消化管内視鏡検査（図1）
口から内視鏡を挿入して観察するという従来からの方法です．用いるスコープが太いため，高画質，吸引・送気が容易という利点があります．一方で，舌根刺激による嘔吐反射が強く，患者さんの苦痛が大

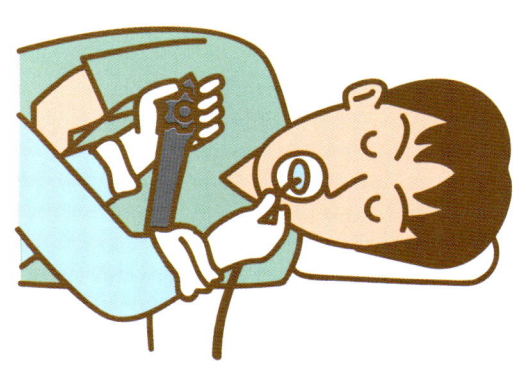
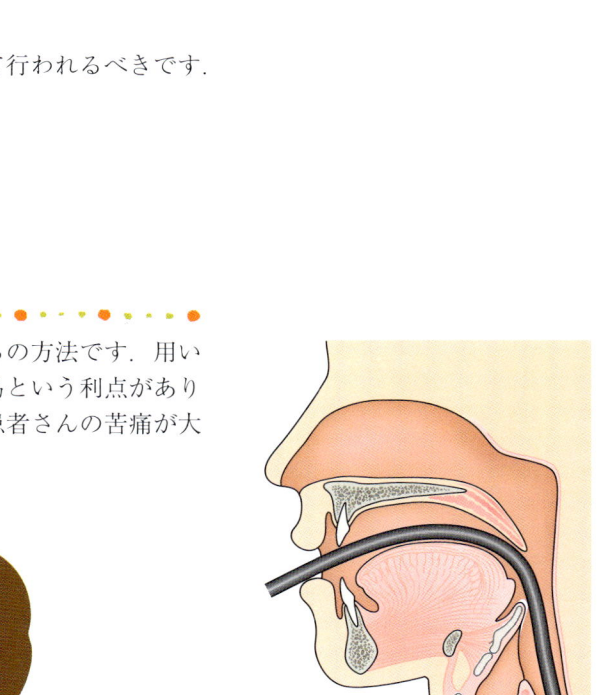

図1 経口上部消化管内視鏡検査

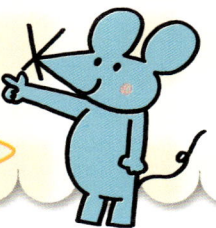

> 上部消化管内視鏡検査は最も頻度の高い検査です．一連の流れについて解説します．

きい傾向にあります．

経鼻上部消化管内視鏡検査（図2）

近年普及してきた，新しい内視鏡検査です．直径5mmほどの細い内視鏡を鼻から挿入して観察する方法です．

舌根を刺激しにくいため吐き気が少なく，一般に患者さんの苦痛が少ないです．一方で，経口での検査にくらべて画質がやや劣る，吸引・送気に時間がかかる，鼻出血，鼻の痛みなどの欠点があります．

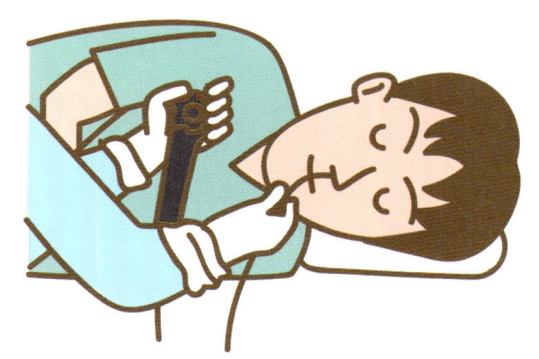

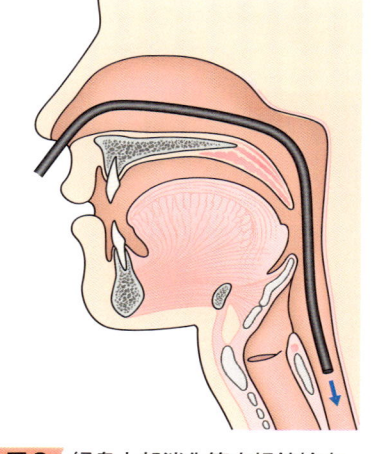

図2　経鼻上部消化管内視鏡検査

食道・胃・十二指腸の構造とおもな疾患

食道の構造

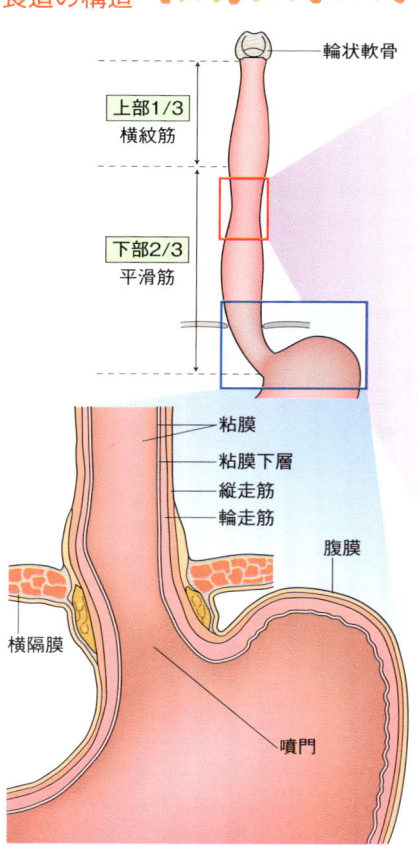

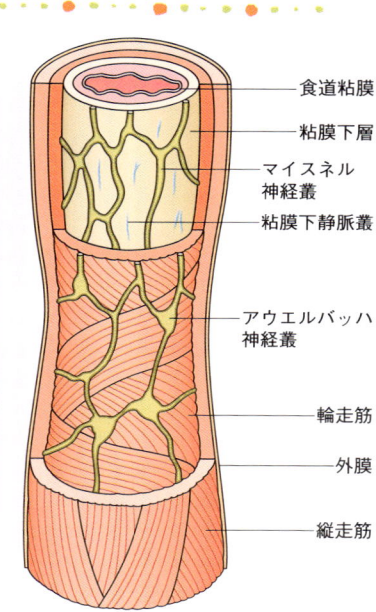

- 食道は長さが約25cmの咽頭と胃のあいだをつなぐ管であり，食物を口から胃に送る役割を担っている．
- 食道の壁構造は，粘膜層，筋層，外膜からなっている．粘膜下層には粘液腺を主体とする食道腺がある．

食道のおもな疾患

　上部消化管内視鏡検査を必要とする食道のおもな疾患は以下のとおりです．

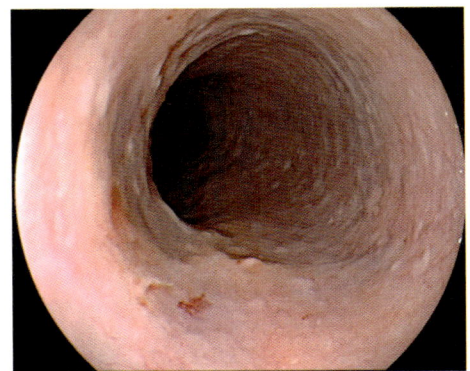
早期食道がん

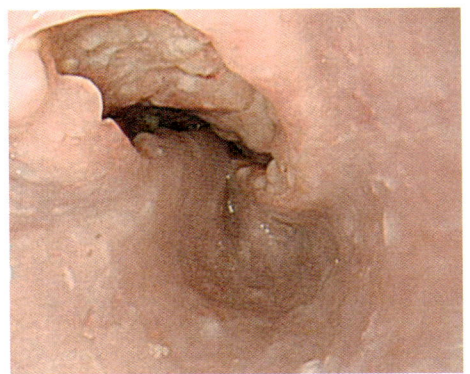
進行食道がん

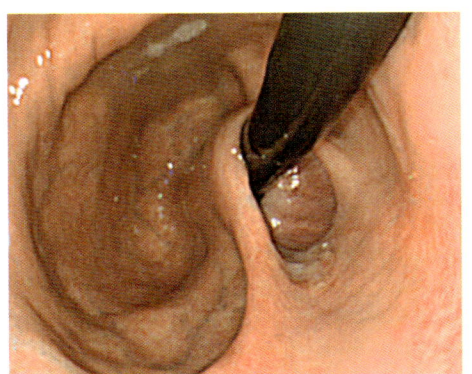
食道裂孔ヘルニア

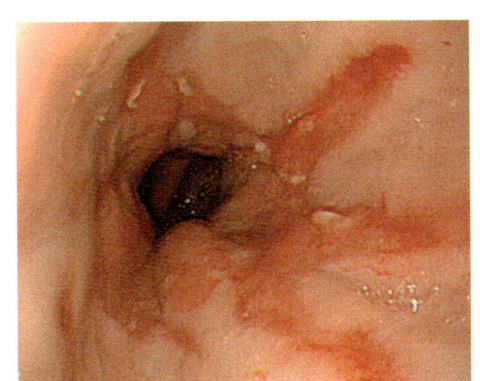
胃食道逆流症

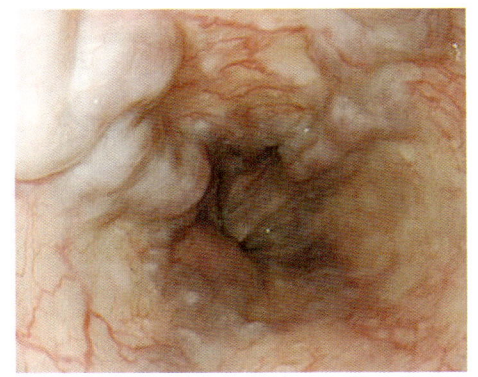
食道静脈瘤

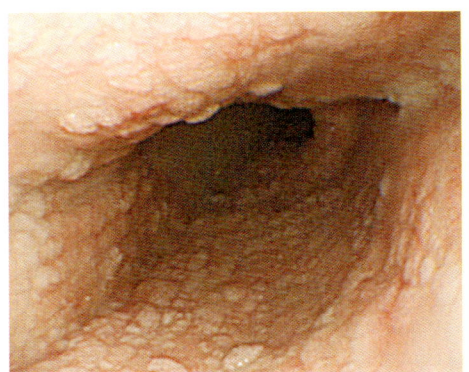
食道アカラシア

胃の構造

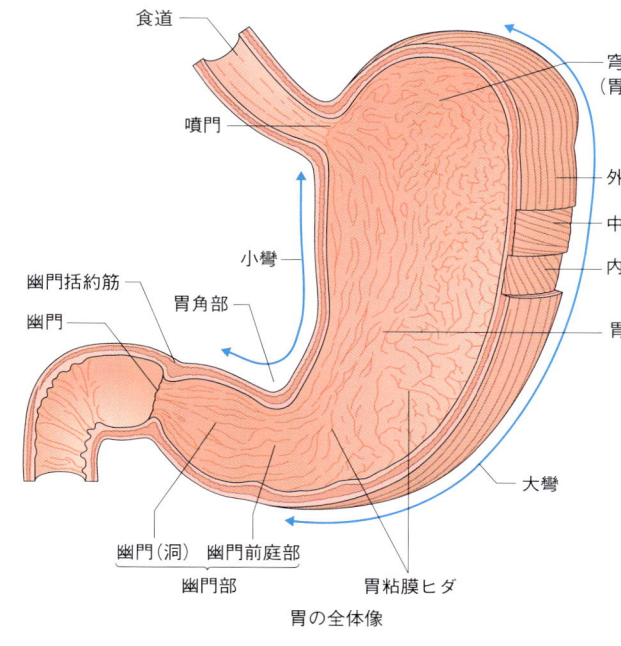

胃の全体像

- 食道と胃をつなぐ部分を噴門部と呼び，胃と十二指腸をつなぐ部分を幽門部と呼ぶ．
- 胃の中部から下部である胃角部近傍ががんの好発部位である．

十二指腸の構造

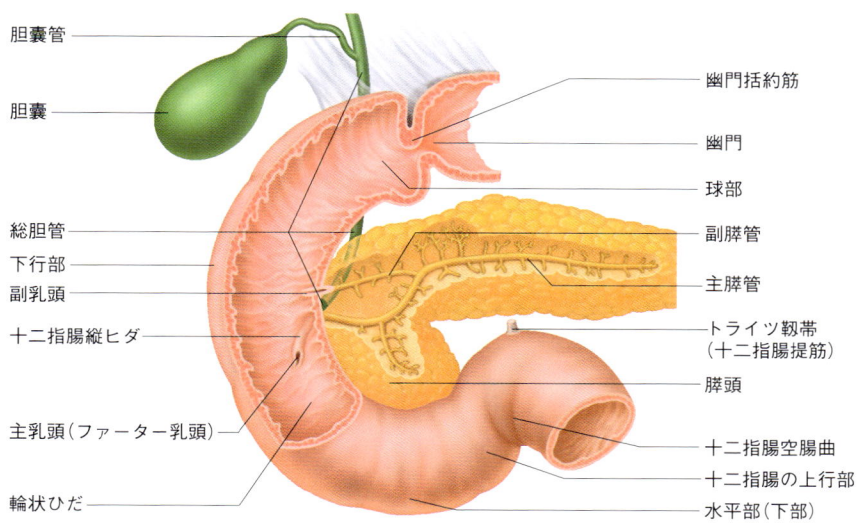

- 胃と小腸のあいだに位置する．主乳頭（ファーター乳頭）と呼ばれる総胆管と膵管の開口部があり，胆汁と膵液の流出口となっている．

胃・十二指腸のおもな疾患

　上部消化管内視鏡検査を必要とする胃・十二指腸のおもな疾患は以下のとおりです．

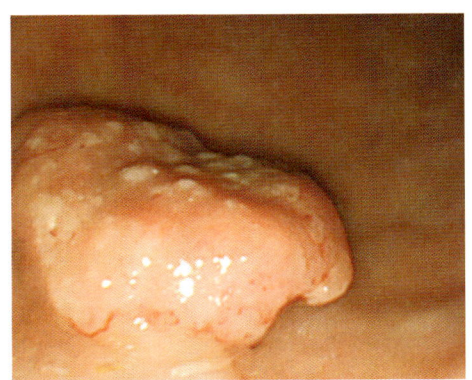
早期胃がん

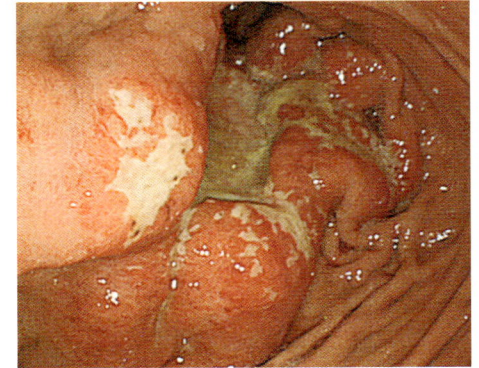
進行胃がん

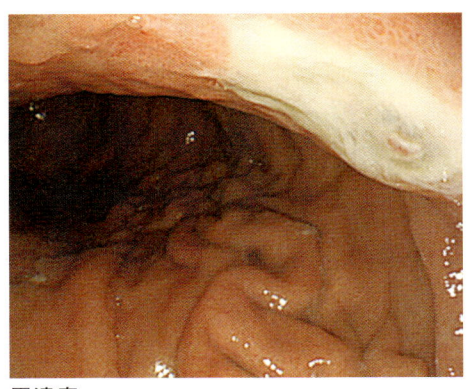
胃潰瘍

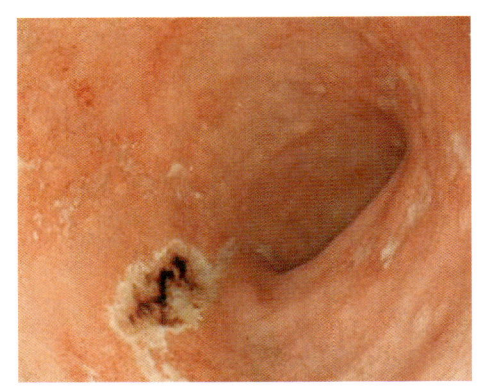
十二指腸潰瘍

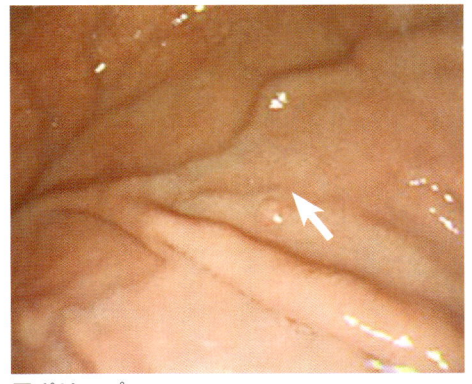
胃ポリープ

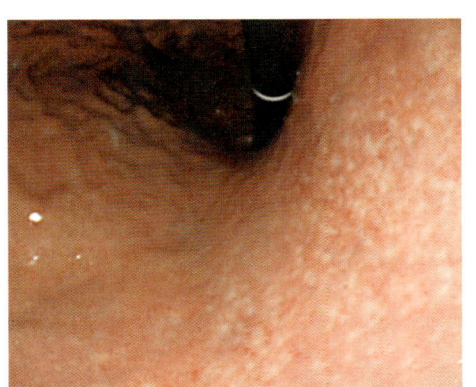
慢性胃炎

🔆 準備機器・物品

- 上部消化管用電子スコープ
- 処置具（色素散布チューブ，生検鉗子）
- 薬剤
  前投薬；ガスコン®ドロップ内用液，水，炭酸水素ナトリウム（重曹），
  　　　　胃内粘液溶解除去薬（プロナーゼ®MS）
  局所麻酔薬；キシロカイン®ビスカス，キシロカイン®ポンプスプレー
  鎮痙薬；ブチルスコポラミン臭化物（ブスコパン®），グルカゴン（グル
  　　　　カゴンGノボ）
  色素剤；インジゴカルミン液，ルゴール液
  中和剤；チオ硫酸ナトリウム（デトキソール）
  止血薬；トロンビン
- マウスピース
- シリンジ（筋注用，色素散布用）
- 組織検体容器（ホルマリン入り），検体番号札
- ピンセット，アルコール綿，絆創膏，胃液培養容器，迅速ウレアーゼテストキット

🔆 検査手順

1. スコープを挿入し，食道入口部→食道→胃→幽門輪→十二指腸と進めていきます．
2. 十二指腸，胃，食道の観察・撮影を行います．
3. 必要に応じて，色素散布，組織の生検を行います．
4. 検査終了後，スコープを抜去します．

✳ 上部消化管内視鏡検査のケア

🔆 検査当日までの患者指導

検査が決定したら，検査の目的とともに，検査前日，当日，検査後の注意事項を患者さんに説明します．パンフレットを用いるなどの工夫をして患者さんにわかりやすく説明し，不安を取り除きます．

また，検査時に鎮静薬の使用を希望するかどうかを患者さんとあらかじめ相談しておくとよいでしょう．

検査前日 ･････････････････････････････････････

- 夕食はおかゆ，うどんなどの消化のよいものを軽めにとってもらい，21時以降の食事は禁止とします．過去に胃の手術を受けている患者さんは，さらに2〜3時間早めに食事を終えてもらうようにします．
- 飲水は検査2時間前まで可能です．
- 常用薬はいつもどおりに服用してもらいます（抗凝固薬など検査

> 食事制限がきちんと守られていないと，検査の実施に支障をきたすので，わかりやすい説明を心がけよう！

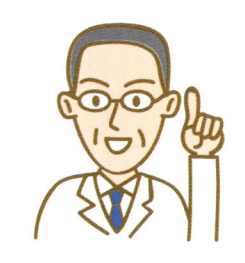

前休薬を指示されている薬は内服してはなりません）．

検査当日朝
- 食事は引き続き禁止のため，朝食はとらないようにしてもらいますが，水，スポーツ飲料は検査2時間前までなら少量の摂取であれば許可します．
- 常用薬の内服に関しては種類によって異なるので，事前に説明しておく必要があります．
- 当日の服装は，身体を締めつけるものは避けるようにしてもらいます（和服，腹巻，ガードル，ボディスーツなど）．

前処置

前処置を行う場合は，既往歴，薬剤アレルギーの有無を再確認してから行います．

経口上部消化管内視鏡検査の場合

●胃内の粘液，気泡の除去
- 胃内粘液溶解除去薬（プロナーゼ®MS）1包，炭酸水素ナトリウム（重曹）0.5g
- 胃内有泡性粘液除去薬（ガスコン®ドロップ内用液）10mL
- 水　80mL

以上をミックスして内服してもらいます．

●咽頭麻酔（**図3**）
- ゼリー状の経口表面麻酔薬である，キシロカイン®ビスカスをスプーン1杯口に含んでもらい，嚥下せずに喉の奥のほうに3分間程度とどめてもらいます．3分経過したら飲み込んでもらうか，飲み込めない患者さんは吐き出してもらいます．
- キシロカイン®ビスカスによる麻酔後，噴霧式の表面麻酔薬であるキシロカイン®ポンプスプレーを喉に2〜3回噴霧します．

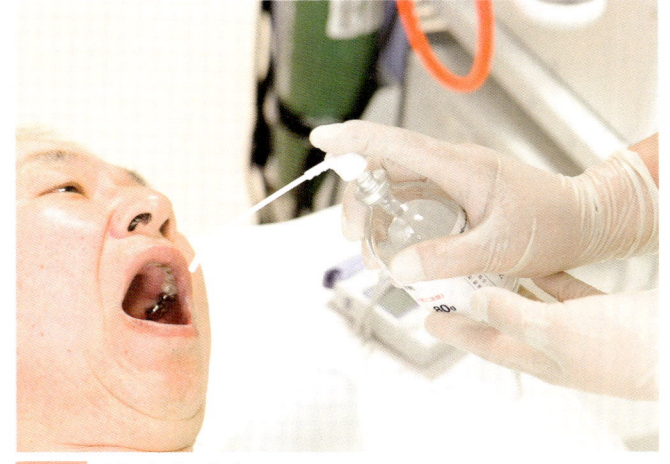

図3 咽頭麻酔の投与

経鼻上部消化管内視鏡の場合

●胃内の粘液，気泡の除去
- 胃内粘液溶解除去薬（プロナーゼ®MS）1包，炭酸水素ナトリウム（重曹）0.5g
- 胃内有泡性粘液除去薬（ガスコン®ドロップ内用液）10mL
- 水　80mL

以上をミックスして内服してもらいます．

●血管収縮薬の投与

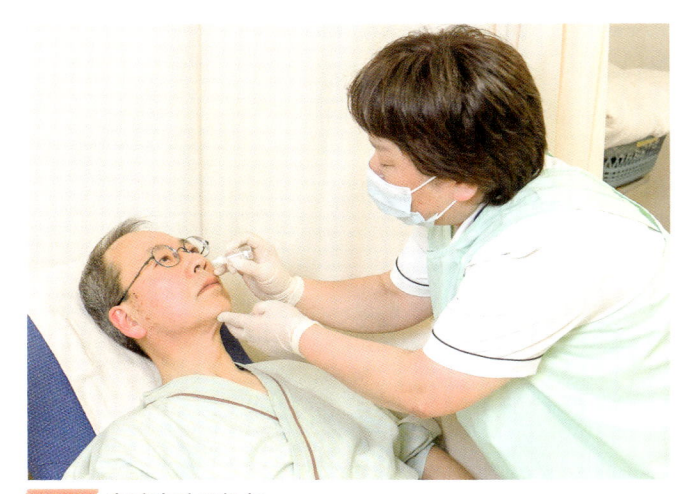

図4 鼻腔麻酔の投与

- 検査15分前に，両側鼻腔に血管収縮薬（プリビナ®）を2～3滴ずつ投与します．これにより鼻腔の通過をよくします．
- ●鼻腔麻酔（図4，5）
- 患者さんに鼻翼を片方ずつ押さえてもらい，通りのよいほうの鼻を選んでもらいます．
- 選んだほうの鼻腔にキシロカイン®ビスカス4mLをゆっくりと注入します．喉に流れ込んだ薬剤は吐き出さず，飲み込んでもらいます．
- 14Frのスティックに粘滑・表面麻酔薬であるキシロカイン®ゼリーを塗り，選んだほうの鼻腔に1分間留置します．
- 咽頭麻酔を追加する場合もありますが，原則は上述の鼻腔麻酔のみで検査が可能です．

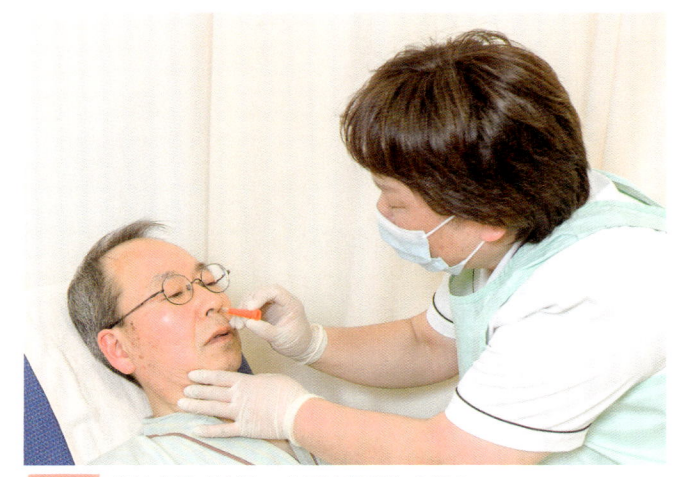

図5　鼻腔麻酔（粘滑・表面麻酔薬）の投与

検査室入室後の手順

1 入室

患者さんの氏名，生年月日を確認します．インフォームド・コンセントを確認し，必要があれば補足の説明を行います．問診票で基礎疾患（心疾患，緑内障，前立腺肥大，糖尿病）の有無を確認し，内服薬の服用・休薬の状況についても確認します．

また，義歯の有無も確認します（図6）．ぐらぐらする不安定な義歯の場合は，一時的にはずしてもらうほうがよいでしょう．

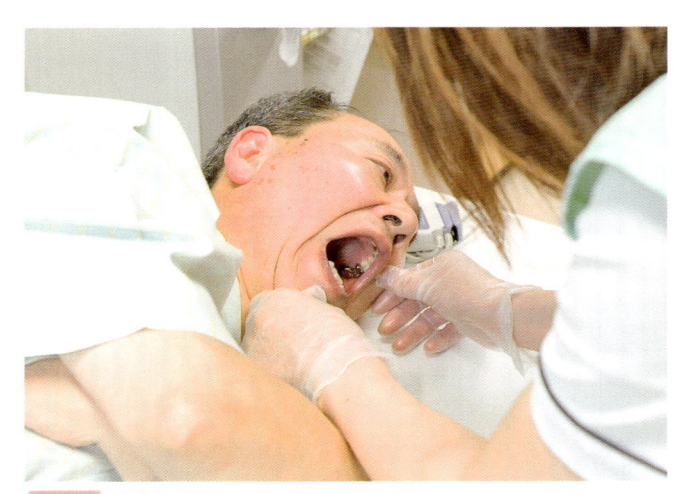

図6　義歯の確認

2 体位をとる（左側臥位）

仰臥位で検査を受けると，唾液を排出しにくくなり誤嚥のリスクが高くなるため，検査は左側臥位で行います．

安定した左側臥位をとるため，図7のような体位が好ましいです．

- 左手は右脇にはさむ
- 右手は自然な位置に置く
- 左右の股関節，膝関節を軽く曲げ，右足を少し前に出す
- 患者さんには真っ直ぐに前を向いてもらい，頸部が過度に屈曲もしくは伸展しないようにする

左手は右脇にはさむ
左右の股関節，膝関節は軽く曲げる
右手は自然な位置に
右足を少し前に出す

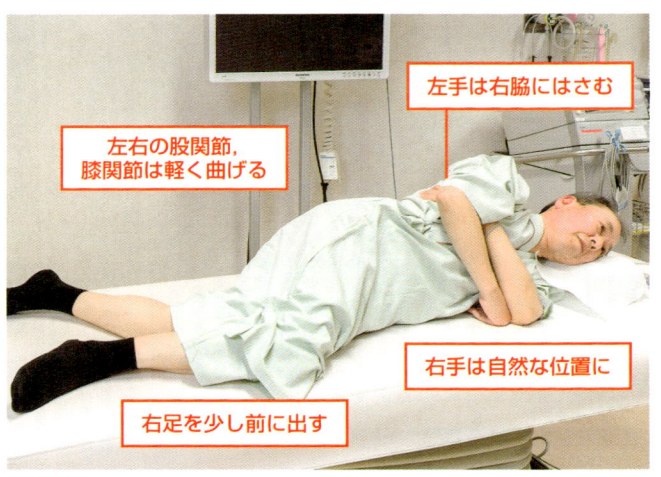

図7　体位（左側臥位）

3 血管確保

鎮静薬を投与する場合は，急変にも対応できるように血管確保を行います．

4 モニタリング装置の準備

検査中の循環・呼吸状態の変動に対応するため，心電図，パルスオキシメーターを準備しておきます．鎮静薬を使用する際は，必ずモニタリング装置を患者さんに装着します（図8）．

5 マウスピースの装着

内視鏡を噛まないように，マウスピースを装着します（図9）．義歯をはずした場合はマウスピースを噛むことができないので，テープでの固定が必要です（図10）．鎮静薬を使用した場合もはずれてしまうことが考えられるので，テープで固定したほうがよいでしょう．

6 前投薬

鎮痙薬（ブスコパン®），鎮静薬を必要に応じて投与します．

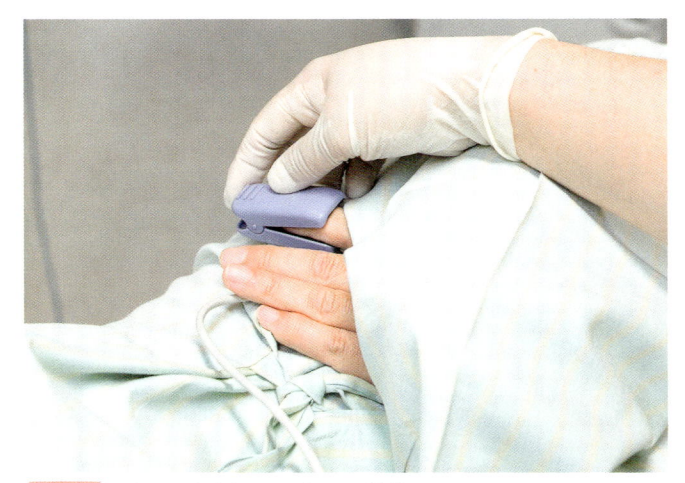

図8 パルスオキシメーターの装着

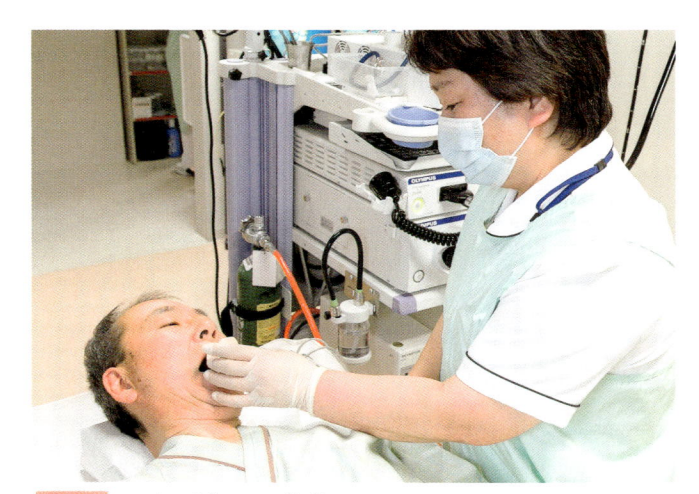

図9 マウスピースの装着

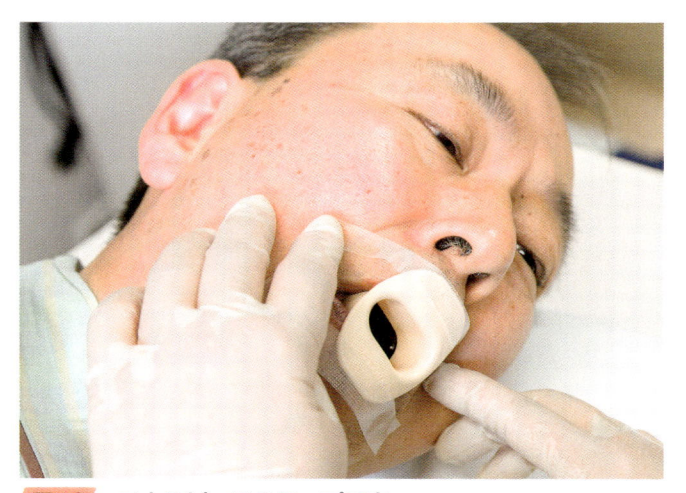

図10 マウスピースのテープ固定

検査の実際

1 内視鏡を挿入

咽頭を観察します．患者さんは医師のほうに頭を向けようとして頭を上に向けがちですが，そうすると唾液が咽頭に溜まってしまうため，頭を真横か，やや下向きにすると溜まりにくいので，そのように促します．

2 食道入口部通過

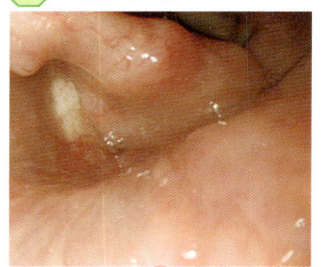

スコープが食道入口部を通過する際，嘔吐反射が起こりやすい．身体の力を抜き，ゆったりとした呼吸をするよう指導する．

3 食道通過

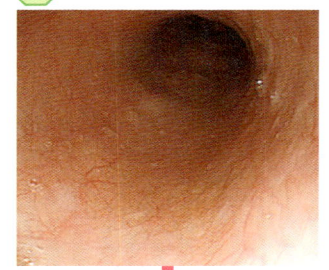

検査中の呼吸は，鼻から吸って口から出すような呼吸を促す．唾液は飲みこまず，口から自然に垂れ流すよう指導する．

4 胃の通過

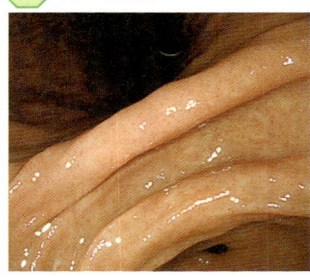

スコープが胃内に挿入されたら，まずは幽門輪まで内視鏡を挿入する．この際，胃が伸展され，嘔吐反射，腹部の圧迫感を感じることが多いので，事前に声かけをすることで不安を取り除く．

5 十二指腸球部の観察

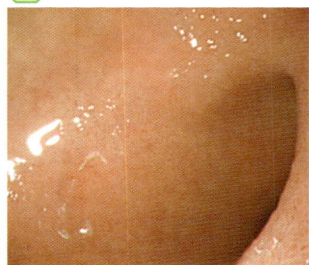

胃の観察に先立ち，十二指腸を観察するので，幽門輪から十二指腸球部へスコープを挿入する．

6 十二指腸下行部・乳頭部の観察

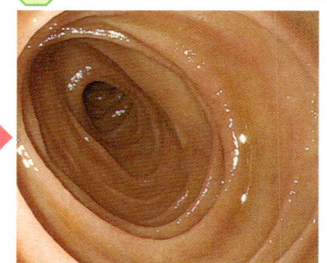

球部の観察後，十二指腸下行部へスコープを挿入し，十二指腸乳頭を含めた観察をする．一番奥の観察をしていることを患者さんに声かけをしてもよい．

十二指腸下行部

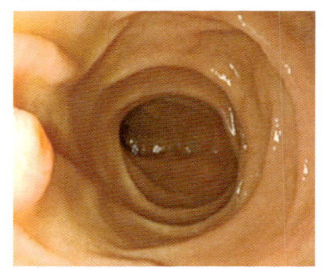

十二指腸乳頭部

7 胃の観察

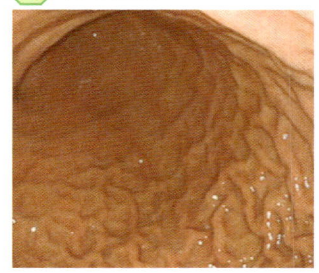

胃の観察では胃内に空気を十分に送気する必要があり，胃の膨満感を感じることになる．このことを患者さんに伝え，なるべくげっぷをしないよう指導する必要がある．げっぷをすると，胃が伸展せず，観察に支障をきたすことになる．

⑧ 色素内視鏡

微細な病変を診断する際に，色素を使用することがあります．胃ではインジゴカルミン（図11），食道ではヨード（図12）が用いられることが多くあります．それぞれの指示が出た際に，すぐに準備できるよう，色素の使用法に事前に習熟しておく必要があります．ヨードを散布した際は，強い胸焼け症状が出ることがあり，患者さんに検査の必要性の声かけをすることも大切です．

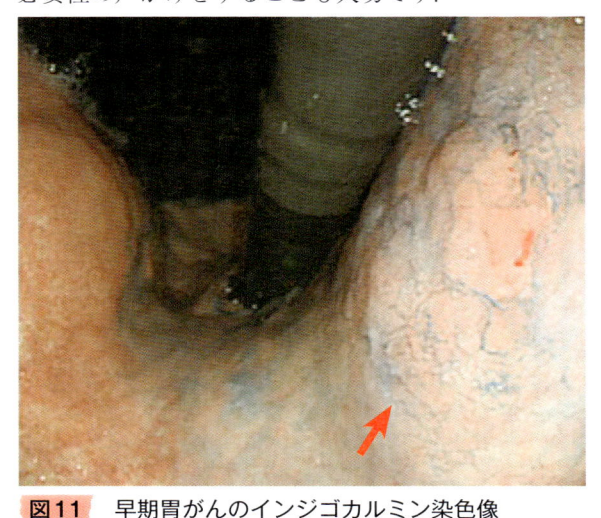

図11　早期胃がんのインジゴカルミン染色像

図12　早期食道がんのルゴール染色像

⑨ 生検

必要に応じて生検による組織検査を行います（図13）．生検鉗子の使い方，検体の扱い方に習熟しておく必要があります．

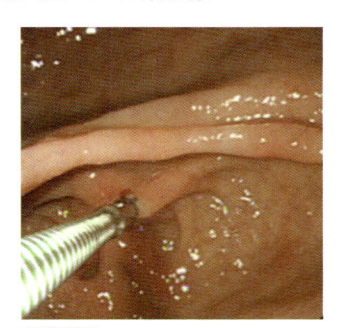

図13　生検法

⑩ スコープの抜去（図14）

スコープ抜去後，マウスピースをはずし，口の中の唾液をすべて吐き出してもらいます．

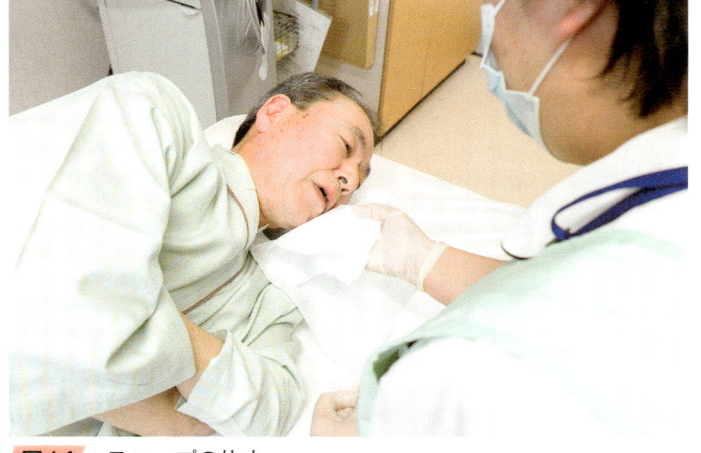

図14　スコープの抜去

11 検査後の安静（図15）

鎮静薬を使用した場合は，検査終了後，1時間ほど安静にしてもらい，十分に覚醒してから，注意事項ならびに検査結果の説明を行います．

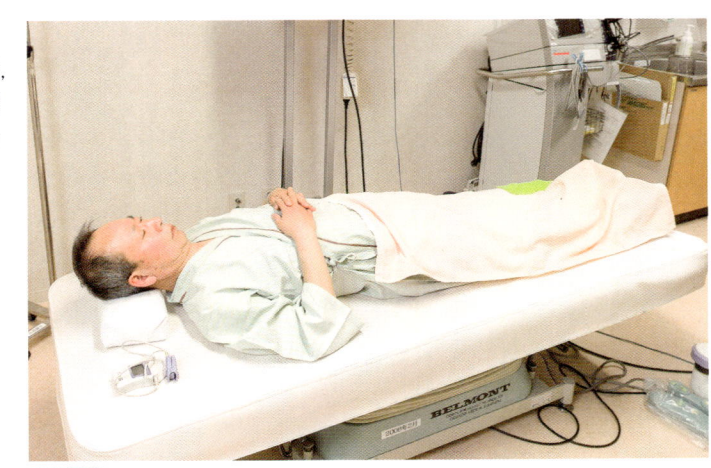

図15 検査後の安静

検査後の注意事項

鎮痙薬

鎮痙薬投与により口渇，眼がチカチカするといった眼の調節障害，心悸亢進，顔面紅潮，めまい，排尿障害などの症状が出ることがあります．患者さんに，これらの症状は鎮痙薬の影響であり，しばらくすると改善することを説明します．

鎮静薬

鎮静薬を投与すると検査終了後も眠気やふらつきがしばらく持続し，判断力も低下します．検査後の車の運転はしないよう指導します．

局所麻酔

麻酔の影響は1時間ほど持続するため，この間に経口摂取をすると，誤嚥してむせ込みやすくなります．したがって，検査終了後1時間ぐらいして少量の水を摂取して，むせないことを確認してから経口摂取を開始するように患者に伝えます．

送気による影響

検査中に食道，胃，十二指腸に空気を挿入するため，検査後は腹部膨満感や軽い痛みを患者さんが訴えることがあります．時間とともに軽快し，げっぷ，おならをすると改善することを伝えます．

色素観察を行った場合

食道にヨード染色を行うと，患者さんが胸焼け，不快感を訴えることが多くあります．しかし，2～3時間経つと改善することを説明します．

青色の色素であるインジゴカルミンを散布すると，便や尿が青色になることがありますが，一時的なものであり，心配ないことを説明します．

> 検査終了後も，処置による影響が残っていることもあります．患者さんの不安を取り除けるよう介入しましょう．

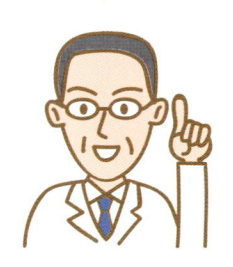

2 超音波内視鏡検査
endoscopic ultrasoundsonography：EUS

★ EUS検査とは

◎ 概要

　超音波内視鏡は，消化管，胆管，膵管などの内腔から超音波によって病変を観察し，病変の良性・悪性の鑑別，悪性疾患の壁深達度（がんが消化管壁にどの程度浸潤しているか）を判定するために行う検査です（**図1，2**）．悪性疾患では，消化管周辺のリンパ節腫大に関する情報も得られます．

　内視鏡機器と超音波探触子が一体化した超音波内視鏡専用機（**図3**）を使用する場合と，細径超音波プローブ（**図4**）を用いる方法があります．また，EUS画像のみの診断では限界があるため，病変，腹水，リンパ節などに対してEUS画像を見ながら穿刺して組織検査を行う超音波内視鏡下穿刺吸引法（endoscopic ultrasound guided fine needle aspiration：EUS-FNA）が行われる場合もあります．筆者の施設では，手術方法に大きく影響する症例を選択してEUSのみを施行しています．

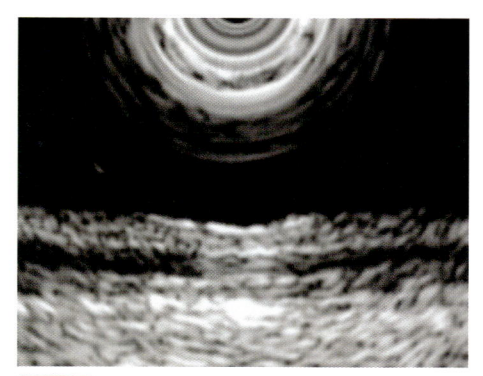

図1 EUSによる正常食道壁

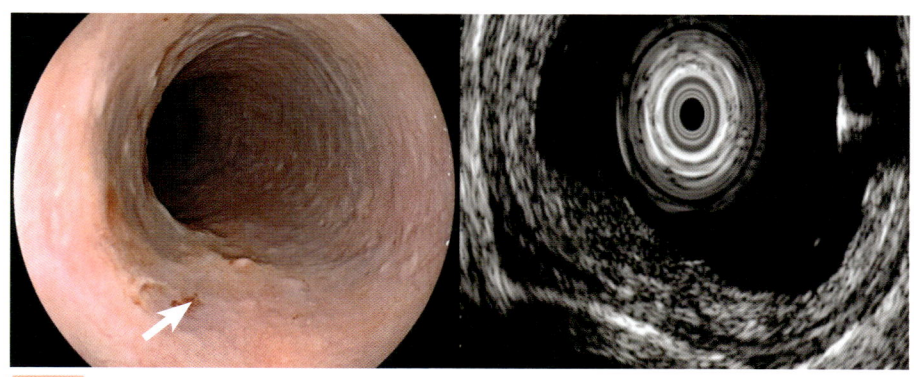

図2 早期食道がん（左）とEUS画像（右）

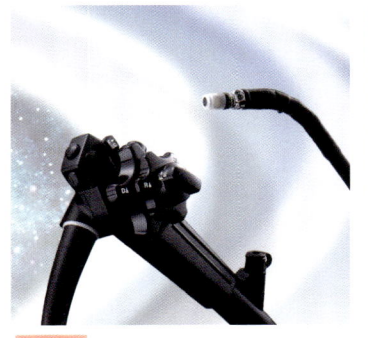

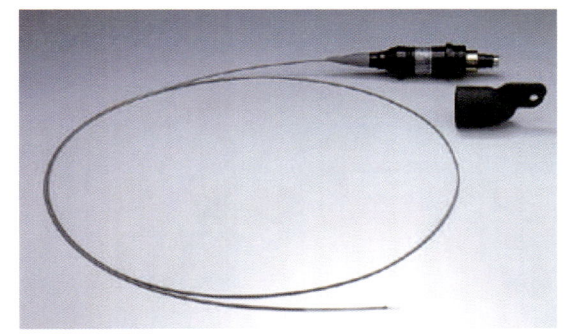

ここでは超音波を用いた内視鏡検査について解説します．

図3 超音波内視鏡専用機（オリンパス GF-UM2000）

図4 細径超音波プローブ

適応

EUSは通常内視鏡検査が可能であれば行える検査方法であり，下記のような疾患が適応となります．

・消化管：食道がん，胃がん，大腸がんの壁深達度診断，他臓器への浸潤，リンパ節転移診断，粘膜下腫瘍診断，食道静脈瘤など
・胆嚢・膵臓：胆道系腫瘍の診断と壁深達度診断，他臓器への浸潤，リンパ節転移診断，胆石症，総胆管結石症，膵がんの伸展度診断，慢性膵炎など

禁忌

施行禁忌な状態は，重篤な呼吸器疾患，循環器疾患を有し，全身状態が不良である場合，イレウス，消化管穿孔例などです．

検査手順

1. 脱気水（溶解している気体を取り除いた水）を準備し，上部・下部内視鏡検査に準じた前処置を行います．

   POINT 検査時間が長い場合があり，鎮静薬を使用することが多い．また，副交感神経遮断薬（抗コリン作用薬，抗コリン薬）も通常より多く使用することがあるので，患者さんには説明を十分に行う．

2. スコープを挿入します．EUS専用装置を使用する場合は専用機を挿入し，細径プローブを用いる際には通常の上部・下部内視鏡を挿入して検査を行います．

3. 上部・下部消化管では脱気水を食道内・胃内あるいは大腸内に充満させてから行う脱気水充満法（**図5**）と，脱気水を消化管内に充満させずに超音波深触子にバルーンを被せたあと（**図6**），バルーンに脱気水を注入させてから行うバルーン法があります．

4. 胆膵の検査では，専用機を用いたバルーン法で行われることが多く，その場合は上部消化管内視鏡検査の介助法と大差はありません．細径プローブを用いて胆・膵管腔内超音波内視鏡（intraductal ultrasonography：IDUS）で行う場合は，X線透視下で内視鏡的逆

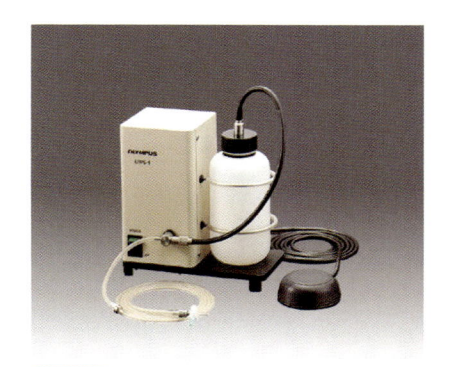

図5 脱気水注入装置
（オリンパス UWS-1）

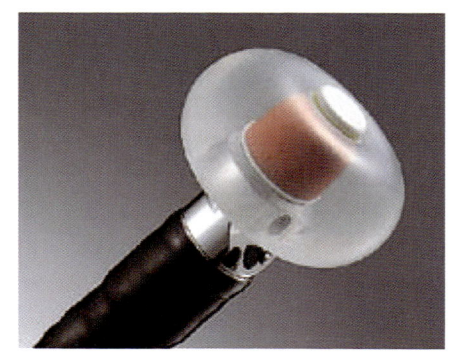

図6 バルーンを装着した状態
（オリンパス GF-UE260）

行性胆道造影を行ったのち経乳頭的にアプローチする方法と，経皮経肝胆道ドレナージの経路を利用して行われる方法があります．その場合，胆道内には胆汁があるため，脱気水を注入させる必要はありません．透視下でプローブの位置を確認しながら撮影を行います．

5. 偶発症に関しては，通常内視鏡検査と同様ですが，出血，穿孔が最も重篤です．検査中・後の患者さんの訴えや状態を十分に注意する必要があり，異常だと判断した場合にはすみやかに検査医師に報告します．

6. 超音波内視鏡下穿刺（EUS-FNA）は，膵周囲腫瘍性病変，消化管粘膜下腫瘍，後縦隔腫瘤性病変などが上げられます．EUSで得られた画像をガイドとして病変の細胞診，組織診断を行うものです．検査としての難易度はかなり高いと判断されるため，筆者の施設では日常診療としては行っておらず，必要と判断した場合には熟練の検査医師が勤務する施設に紹介するようにしています．詳細については引用・参考文献の1）を参照して下さい．

> 検査後は約2時間の安静が必要になることも忘れずに説明しましょう．

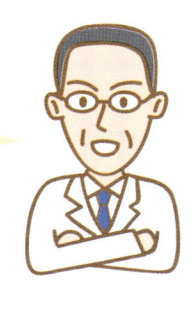

⭐ EUS検査のケア

⚙ 準備機器・物品

- 超音波内視鏡専用機，超音波観測装置，通常内視鏡診断装置，2チャンネルスコープ，細径超音波プローブ，脱気水注入装置，バルーン，記録装置
- 鎮静薬，鎮痙薬，鎮痛薬，拮抗薬
- 吸引器，酸素，X線プロテクター
- その他，上部・下部消化管内視鏡検査に準じた物品，急変時に対応した救急カートなど

⚙ 検査前のケア

①起こりうる偶発症や発症のリスクについて，十分なインフォームド・コンセントが必要です．以下を説明し，同意書を取得します．
- 予定の検査手技
- 脱気水充満法による誤嚥の可能性
- 細径プローブ挿入によって起こりうる損傷や胆汁による逆行性感染から胆管炎や膵炎を起こす危険性
- その他の偶発症とその発生頻度（穿孔，出血で輸血や緊急手術が必要となる可能性について）

②患者さん本人をID番号やフルネームにより確認します．
③鎮静薬を用いる場合は患者さんの全身状態を観察します．

POINT 呼吸抑制が起こることがあるため，必要時は対応処置をとることを説明する．

④必要な機器・物品の準備および点検を行います．

POINT 内視鏡では，吸引，アングルのかかり具合，光源の状態などを確認する．超音波観測装置では，画像の記録が正しく行われるかを確認する．

⑤点滴ルートを確保します．
⑥前処置を行います．
- 排尿済みであることの確認，眼鏡，義歯，装飾品ははずしてもらう．
- 既往やアレルギーなどを問診し，患者さんのバイタルサインをチェックする．
- 下部消化管内視鏡検査のときは，下部内視鏡検査に準じた前処置を行う．

POINT 残便や腸液が多量に残っていると検査の妨げとなる．必ず確認する必要がある．

・患者さんの緊張をほぐし，咽頭麻酔を行う（医師の指示）．

POINT 専用機が使われる場合は，先端硬性部が長いために咽頭麻酔は十分に行う必要がある．

・検査台に移動し，左側臥位とし，マウスピースを軽くかんでもらう．
・鎮静薬が投与されることが多い．その場合は緊急時に備えて拮抗薬，救急カートを準備する．
・鎮静効果を確認し，バイタルサインに変化のないことを確認後，検査開始となる．

⑦感染防止のために防水エプロン，サージカルガウン，マスク，ゴーグル，グローブを装着します．

検査中のケア

①動脈血酸素飽和度，自動血圧計などのモニター類を装着します．

POINT 酸素吸入や吸引の準備をしておく．

②患者さんを左側臥位または仰臥位にして検査を開始します．
③医師がスコープを挿入します．

POINT
●バイタルサインの変化に注意して観察する．
●脱気水を用いる場合は，脱気水を多量に使うため，検査中の補充に留意する．

④食道内・胃内に脱気水を充満させて検査する場合は，誤嚥のおそれがあります（**図6**）．観察を通常内視鏡検査より慎重に行います．また，嘔吐反射を誘発するとさらに誤嚥の原因となります．呼吸状態の変化に注意し，吸引を十分に行うことが重要となります．
⑤直腸内脱気水充満法で検査を施行する場合は患者さんは排便が促されるので，過剰に緊張します．検査医師との意思疎通を十分に行いながら，患者さんに排便をこらえさせるような声かけを行います．

POINT
●脱気水充満法では，上部・下部ともに病変を確実に水没させる必要があり，通常の内視鏡検査より頻繁に体位変換が必要となる場合がある．患者さんが急激な体位変換を行わないように注意し，適度な体位を検査医師の求めに応じて穏やかに行えるように介助する．

⑥バルーン注入法で行う場合は，バルーンに損傷がないか検査前に確認する必要があります．
⑦EUSでは通常内視鏡検査より時間がかかり，患者さんに忍耐を求める場合が多いです．したがって，鎮静薬，副交感神経遮断薬の使用量が増すので，頻繁に声かけを行い，検査医師との意思疎通がより緊密に行われるように心がけます．
⑧出血，穿孔などの偶発症にも注意が必要です．

脱気水を満たす

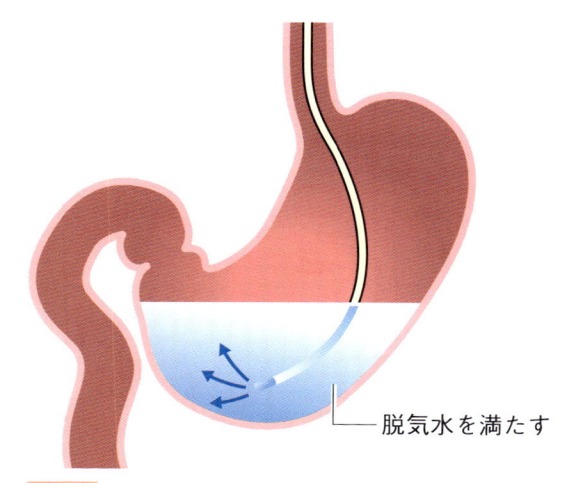

図6 脱気水充満法
食道や胃など検査を行う部位に直接脱気水を溜めて検査を行う．

検査後のケア

①覚醒状態，動脈血酸素飽和度を医師に報告し，回復室に移動します．
②2時間の安静後，意識状態，ふらつきの有無を確認します．

POINT 安静時間内のトイレ移動には，転倒予防のために必ず付き添う．

③医師の指示により帰宅となります．転倒などに十分気をつけるように説明します．
④細径プローブを用いてIDUSを行った場合は，急性膵炎や胆管炎などの合併症が起こる可能性があります．以下の徴候がみられた場合には，すぐに連絡するように説明します．

POINT 急性膵炎の症状には持続する上腹部痛（背中を丸めると痛みが和らぐのが特徴），腹部膨満，悪心・嘔吐，発熱などがある．胆管炎については p.89 参照．

> EUSは通常の検査より時間がかかる検査です．患者さんへの頻回な声かけ，医師との意思疎通によるスムーズな進行を心がけましょう！

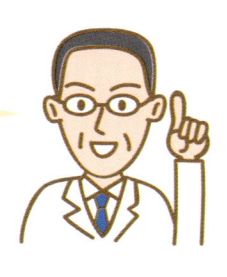

3 下部消化管内視鏡検査

✤ 下部消化管内視鏡検査とは

概要
肛門から直腸, 結腸にスコープを挿入し, 病変部の観察と撮影を行う検査です.

適応
下部消化器内視鏡検査では, 希望者, 下血・腹痛・排便障害などの有症状者, 便潜血反応陽性者, 注腸検査で異常指摘, 治療後の経過観察者, 炎症性腸疾患などが適応となります.

禁忌
急性腹膜炎, 腸閉塞, 消化管穿孔, 中毒性巨大結腸症, 全身状態不良者, 検査の同意が得られない場合が禁忌となります.

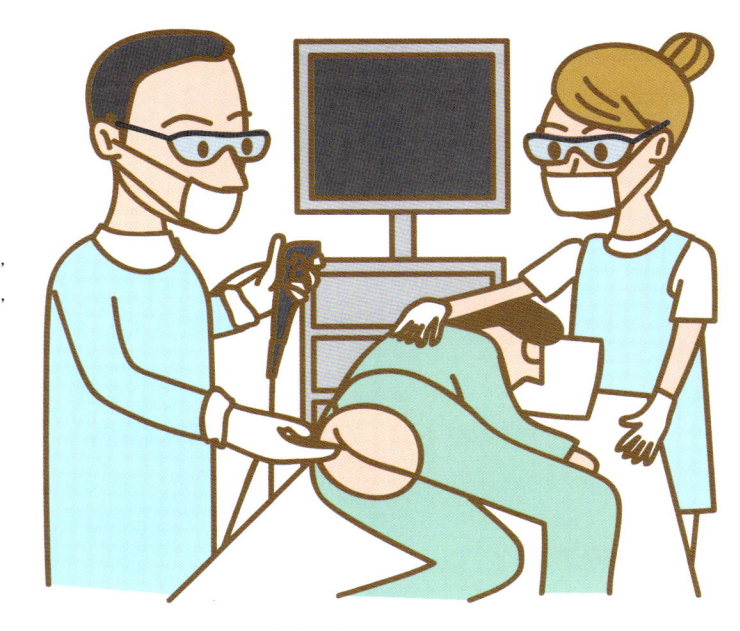

また, 腹部大動脈瘤症例, 妊娠中, あるいは重篤な炎症性腸疾患, 腹部手術後の癒着既往症例などは相対的禁忌となります[2].

大腸の構造とおもな疾患
大腸の構造

- 大腸は, 全長約1.5〜2mの長さで, 間膜ひも, 大網ひも, 自由ひもの3列の結腸ひもを有しているのが特徴である.
- 大腸は, 盲腸, 結腸（上行結腸, 横行結腸, 下行結腸, S状結腸）, 直腸の3つに分けられる.

下部消化器内視鏡検査は肛門から内視鏡スコープを挿入する検査です．

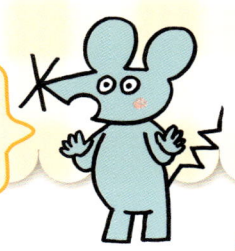

大腸のおもな疾患

下部消化管内視鏡検査を必要とする大腸のおもな疾患は以下のとおりです．

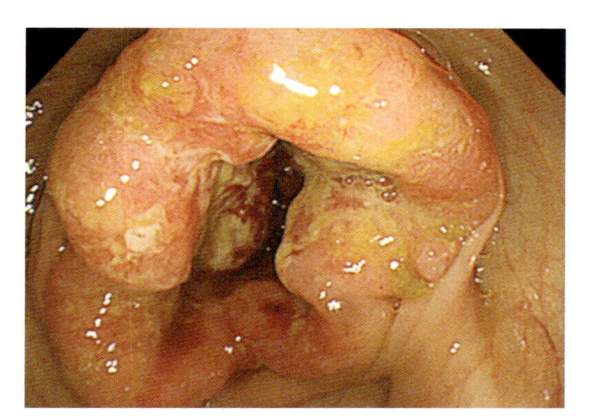

大腸がん

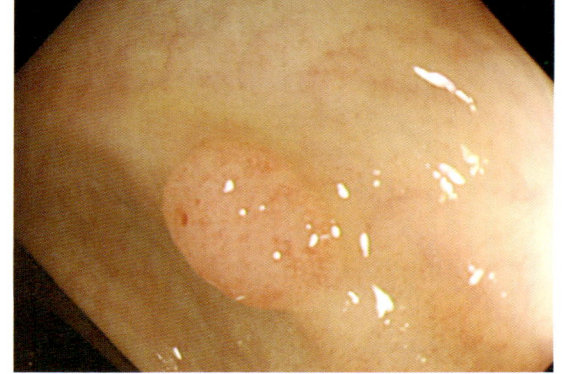

大腸ポリープ

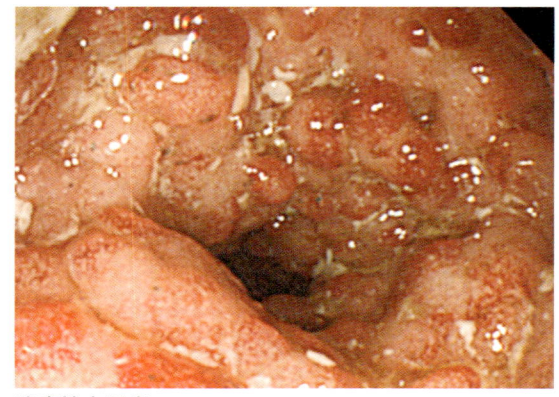

潰瘍性大腸炎

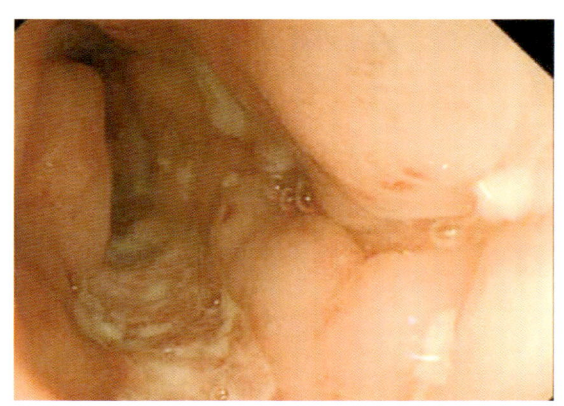

クローン病

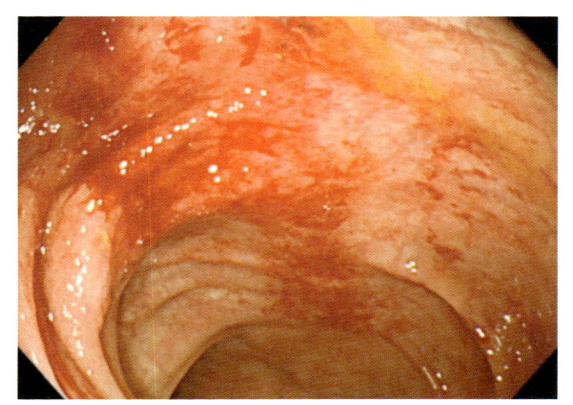

虚血性腸炎①

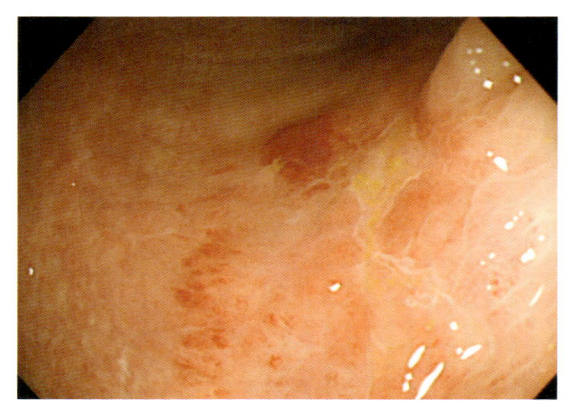

虚血性腸炎②

第2章 内視鏡検査とケア

準備機器・物品

- 内視鏡システム一式，大腸電子スコープ，二酸化炭素送気装置
- 処置具（生検鉗子）
- 薬剤
  前投薬；ピコスルファートナトリウム（ラキソベロン®），センノシド（プルゼニド®），非吸収性非分泌性電解質液（ニフレック®，ムーベン®）
  鎮痙薬；ブチルスコポラミン臭化物（ブスコパン®），グルカゴン（グルカゴンGなど）
  鎮静薬；ジアゼパム（ホリゾン®，セルシン®），ミダゾラム（ドルミカム®）
  色素剤；インジゴカルミン，クリスタルバイオレット
- 患者監視モニター，経皮的動脈血酸素飽和度（SpO_2）モニター

検査手順

1. スコープ挿入の前に直腸診を行います．
2. 肛門からスコープを挿入し，直腸→S状結腸→下行結腸～脾彎曲部→横行結腸→肝彎曲部～上行結腸→盲腸と進めていきます．
3. スコープを抜きながら，観察・撮影を行います．
4. 必要に応じて，色素散布，組織の生検を行います．
5. 検査終了後，スコープを抜去します．

✪ 下部消化器内視鏡検査のケア

検査当日までの患者指導

検査が決定したら，検査の目的とともに，検査前日，当日，検査後の注意事項を患者さんに説明します．

検査前日

- 夕食は注腸検査食，または残渣の少ない食事をとってもらい，20時以降の食事は禁止とします．
- 飲水は検査当日まで可能です．
- 常用薬は抗凝固薬については，処方した医師，医療機関と休止について相談します．糖尿病薬については，服用中止とします．降圧薬は服用を継続して，整腸薬，下剤などは休止とします．
- 就寝前に下剤のピコスルファートナトリウム（ラキソベロン®）やセンノシド（プルゼニド®）を2錠服用してもらいます．

検査当日

- 食事は引き続き禁止のため，朝食はとらないようにしてもらいますが，飲水は可能です．
- 検査施行前には患者さんの状態，服薬情報などをできるだけ詳細に問診します．患者さんの高齢化に伴い，本人の自覚がないままに抗凝固薬を長期に服用しているケースが多くみられます．服薬内容が

> 本人から服薬状況を確認できない場合は，家族への問診や服薬手帳で確認しよう！

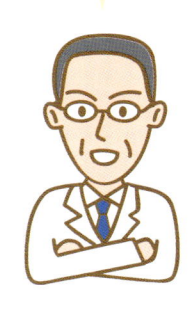

不明の場合には，家族への問診，服薬手帳のチェックが必要です．

🔅 前処置

非吸収性非分泌性電解質液（ポリエチレングリコール含有：ニフレック®やムーベン®配合内用剤）を内服してもらいます．洗浄液は2,000mLを2時間かけてゆっくり服用してもらいます．

服用後1時間程度で排便があり[2]，排便状況を確認シートでチェックします（図1）．固形便の排泄がつづく場合には，検査担当医師に追加指示の必要性を問い合わせます．

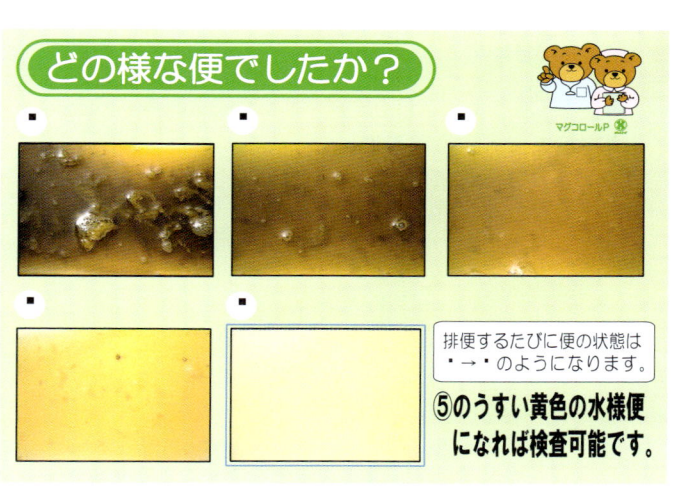

図1　排便チェックシート（堀井薬品工業）

🔅 検査室入室後の手順

1 入室

検査室に案内したあと，患者さんの氏名，生年月日，検査目的を確認します．インフォームド・コンセントを確認し，必要があれば補足の説明を行います．問診票で基礎疾患（心疾患，緑内障，前立腺肥大，糖尿病，喘息，アレルギー）の有無を確認します．

また，金属製のアクセサリー類や金属部分のある下着ははずしてもらい，検査着に着替えてもらいます．

2 体位をとる（図2）

検査ベッドに左側臥位，あるいはシムズ体位をとってもらいます．股関節と膝関節を軽く屈曲してもらいます．

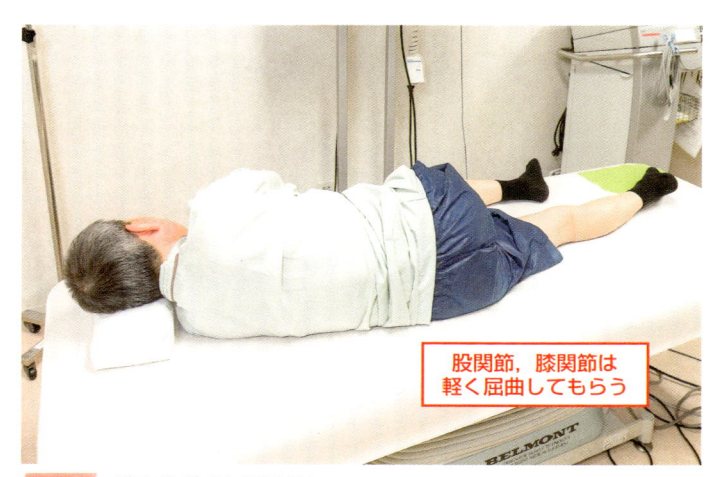

図2　検査体位（左側臥位）

股関節，膝関節は軽く屈曲してもらう

3 血管確保

鎮静薬を投与する場合は，急変にも対応できるように血管確保を行います．

4 モニタリング装置の準備（図3）

検査中の循環・呼吸状態の変動に対応するため，心電図，パルスオキシメーターを準備しておきます．鎮静薬を使用する際は，必ずモニタリング装置を患者さんに装着します．

5 前投薬

副交感神経遮断薬や鎮静薬を投与するか否かを検査の医師に確認し，投与する場合にはまず仰臥位[3]で行います．

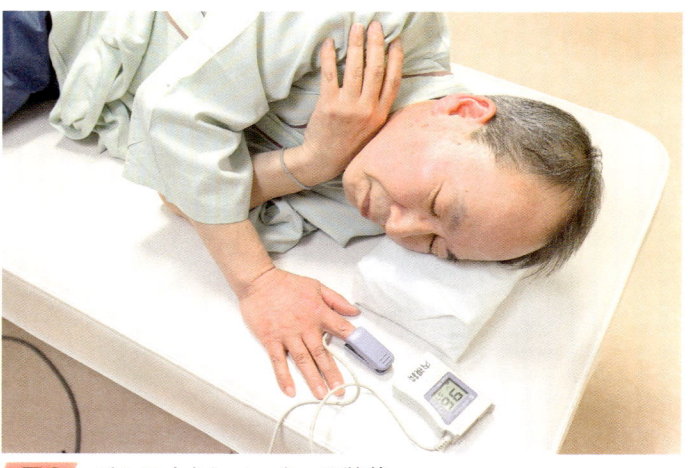

図3　パルスオキシメーターの装着

検査の実際
検査中の介助

1 内視鏡を挿入・直腸通過

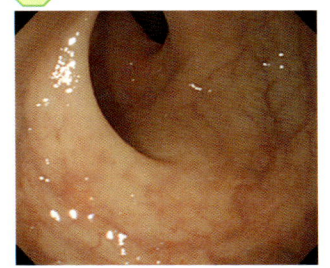

患者さんに全身の力を抜くように話す．挿入前に潤滑剤を肛門管に塗布し，直腸診を行う．

2 S状結腸通過

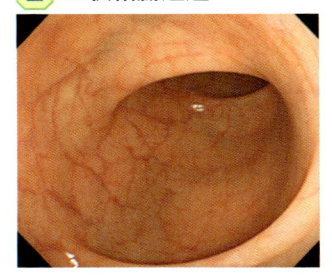

S状結腸の通過終了までは疼痛を伴うことがある．鎮静薬投与時には呼吸状態や酸素分圧をつねにチェックしながら，できるだけ身体の力を抜くように声かけを行う．

3 下行結腸〜脾彎曲部通過

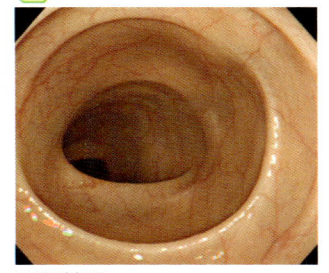

仰臥位にするとS状結腸がたわみにくく，スコープを進めやすくなるため，必要に応じて用手圧迫法などの介助を行う．内視鏡がどの程度挿入されているのかを，医師に可能なかぎり確認し患者さんに伝達すると，患者さんの気分は幾分落ち着くと思われる．

下行結腸

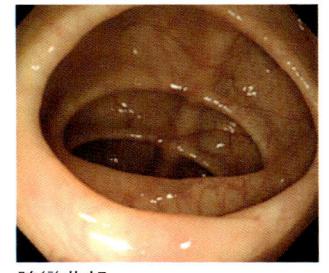

脾彎曲部

4 横行結腸通過

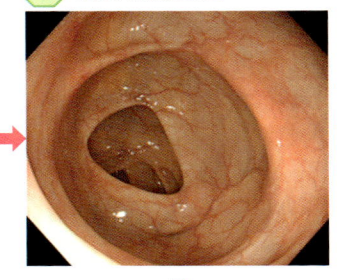

腸管がたるみやすい部分．用手圧迫法などの介助を行う．

5 肝彎曲部通過

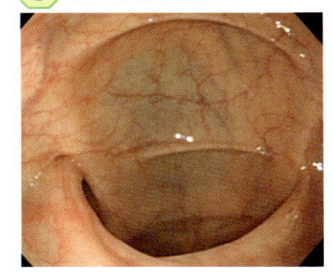

必要に応じて用手圧迫法などの介助を行う．

6 上行結腸通過

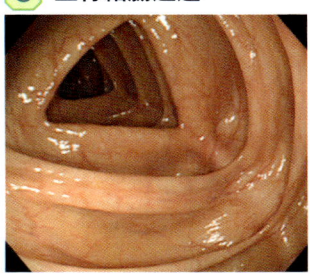

もう少しで盲腸へ到着することを患者さんに伝える．用手圧迫法などの介助を行う．

7 回腸末端到着

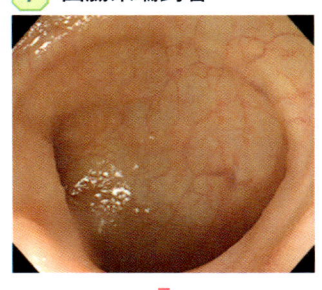

腹式呼吸をしてもらいながら，ビデオスコープを進めていく．

⑧ 盲腸

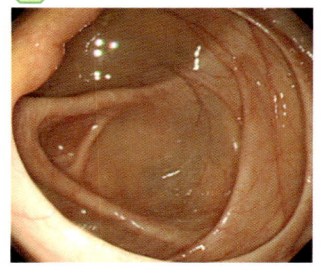

ここからスコープを抜きながら観察していくことを患者さんに伝える．

⑨ 肛門内反転

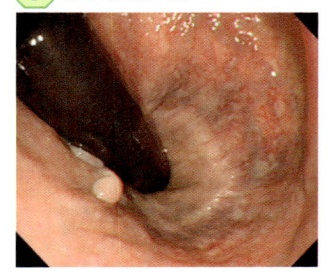

肛門部はスコープを反転させて観察する場合がある．違和感を感じるかもしれないことを説明し，力を抜くように伝える．

POINT

- 疼痛が強く，患者さんの忍耐が限界に近いと考えられた際には，医師に正確に伝える．挿入困難症例であればあるほど，患者さんの苦痛が増すなか，医師は挿入手技に過剰に集中し，周囲に気を配れないことがある．強い口調で検査終了を迫ることは避けるべきだが，患者さんの苦痛については医師に正確に伝える必要がある．
- 時には，どうしても回腸末端あるいは盲腸まで挿入させることが必要な症例もある．検査オーダーに記載された検査目的を把握し，医師とのコミュニケーションを通常から良好に保つ必要がある．

検査後の介助

　スコープ抜去後は，肛門や肛門周囲の汚れをていねいに拭き取ります（**図4**）．

　検査終了後は，排ガスのために患者さんをトイレに案内します．検査時間が長時間になり，送気量が多くなると，血圧の低下や呼吸困難をきたすことがあります．

　また，鎮静薬の追加投与がなされた場合にも，検査後の呼吸状態を慎重に観察します．鎮静薬投与後は1時間から1時間30分程度は院内で安静にしてもらい，可能なかぎり自動車の運転は控えてもらいます．

検査終了

　検査終了に伴う手続きが終了したら，次回の診察日を伝え，帰宅してもらいます．筆者の施設では，原則として検査当日の午後に外来担当医師の診察を受けてもらうようにしています．

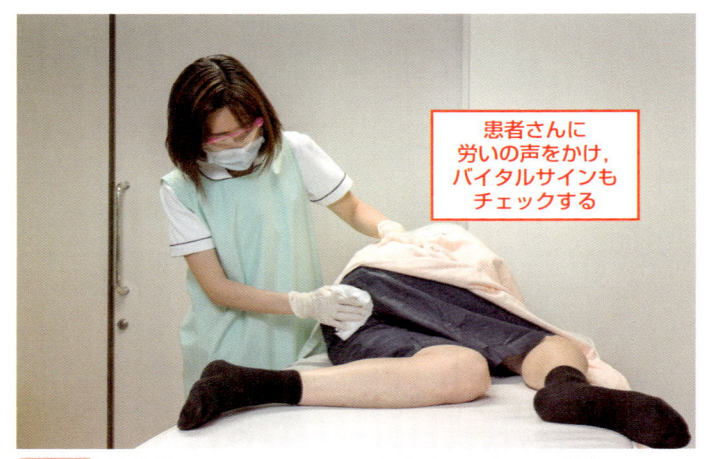

患者さんに労いの声をかけ，バイタルサインもチェックする

図4　検査後は肛門や肛門周囲の汚れをていねいに拭き取る

4 内視鏡的逆行性膵胆管造影
endoscopic retrograde cholangiopancreatography：ERCP

★ ERCPとは

◎ 概要

　ERCPは，胆管・膵管の走行状態，胆管・膵管内の結石・腫瘍の有無やその性状について調べる検査法であると同時に，胆石ならびに膵石の除去，胆管・膵管狭窄に対するドレナージなど，幅広く治療にも応用されています（**図1**）．

　ただし，重篤な偶発症（とくに急性膵炎）が起こる危険性があることから，現在では一部の検査がより安全性の高い磁気共鳴胆道膵管造影（magnetic resonance cholangiopancreatography；MRCP）に置き換えられています．

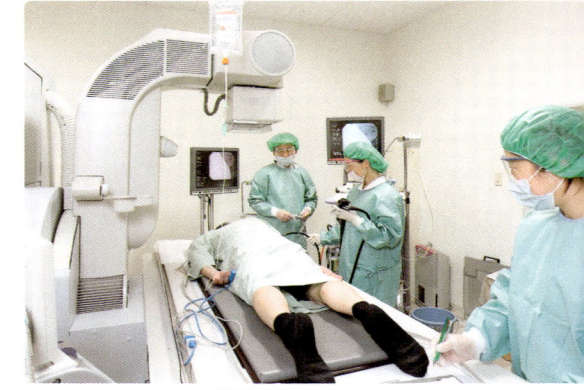

図1 ERCPの全体像

◎ 適応

- 胆道（胆管，胆嚢），膵管，十二指腸乳頭部に形態異常をきたす腫瘍，炎症，外傷，発生異常
- 胆道腫瘍，膵腫瘍，乳頭部腫瘍，胆石，膵石，胆管狭窄・拡張，膵管狭窄・拡張，乳頭部狭窄，膵嚢胞，膵液漏，胆膵管合流異常，膵管癒合不全など
- 良悪性の鑑別診断には，胆汁・膵液細胞診（ブラシ擦過細胞診），胆管・膵管・乳頭部生検を併用する．

◎ 禁忌

- 急性膵炎は原則禁忌であるが，総胆管結石の嵌頓による胆石性膵炎では緊急内視鏡の適応となる．
- 全身状態が極端に不良な症例
- スコープ通過が困難な食道，胃，十二指腸狭窄例
- 造影剤アレルギーによるアナフィラキシーショックの既往例

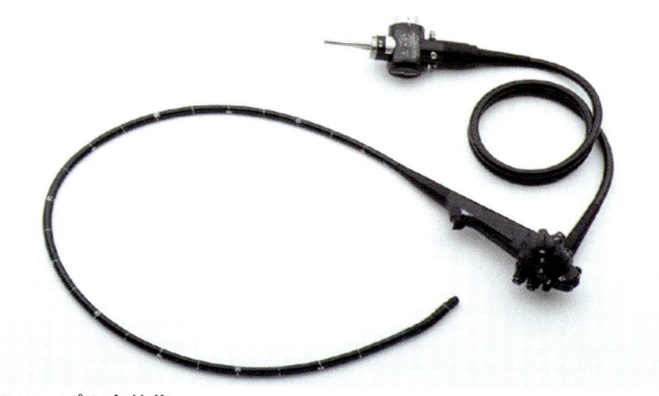

スコープの全体像
図2 十二指腸スコープの全体像（オリンパスJF-260V）

内視鏡を用いて造影剤を注入して胆管・膵管を調べる検査です．

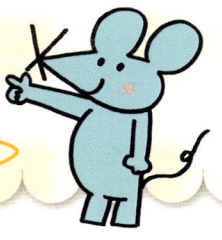

検査手順

1. 患者さんを腹臥位にします．

POINT 医師や施設によっては最初は左側臥位で行い，検査中に腹臥位に変更する場合がある．その場合，患者さんの体位は左手を背部に置き，腹臥位への変換が容易にできるようにしておく．

2. 十二指腸スコープを挿入します（**図2**）．
3. 十二指腸の蠕動運動を抑制するために鎮痙薬が投与されます（通常，5〜10分前に筋注あるいは直前に静注）．
4. 十二指腸乳頭部を正面視し，造影用カニューレを胆管および膵管へ選択的に挿管し，造影剤を注入します（**図3，実例を図4に示す**）．

POINT ●膵管への造影剤注入には，膵炎予防のため圧と投与量に注意する．

5. 造影後，スコープを抜去します．

POINT 誤嚥予防のために流涎させながら検査を行うので，検査後は口腔や顔の清拭を行う．

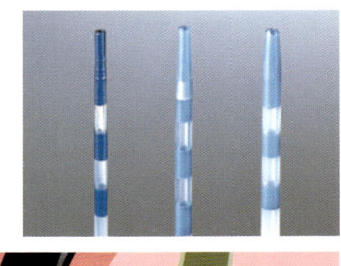

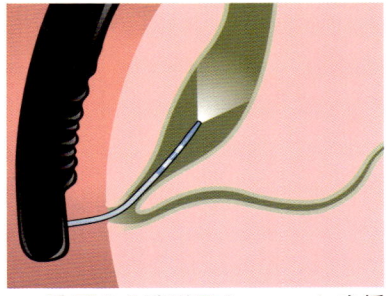

乳頭から造影用カニューレを挿入し，胆管および膵管に造影剤を注入する．

図3 造影チューブと（上）とERCP造影の模式図（下）

⭐ ERCPのケア

準備機器・物品

- 十二指腸スコープ（後方斜視鏡），光源装置，患者監視装置，内視鏡TVモニター，X線TVモニター
- 各種処置具（造影用カニューレ，ガイドワイヤーなど）
- マウスピース，注射器，注射針，アルコール綿，潤滑ゼリー，生理食塩液，安楽枕，ガーグルベースン，雑ガーゼ
- 表面局所麻酔薬，ジメチコン，鎮静薬，鎮痙薬，拮抗薬，造影剤
- X線防護衣，救急カート（緊急時の対応のため）

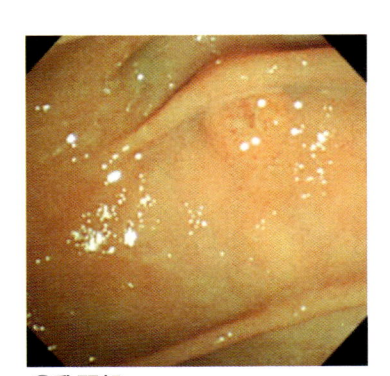

①乳頭部

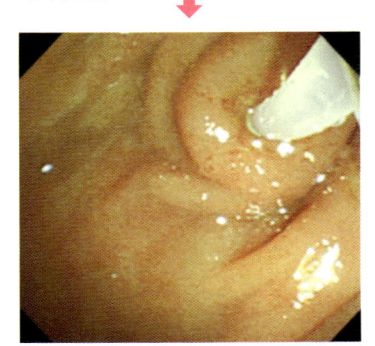

②カテーテル挿入

図4 ERCPの実際例

検査前のケア

①起こりうる偶発症や発症のリスクについて，十分なインフォームド・コンセントが必要です．以下を説明し，同意書を取得します．
- 病名と病態
- ERCPにより得られた情報の有用性
- 予想される偶発症の発生頻度と死亡頻度
- 代替となるほかの方法
- 治療を受けない場合の予後

②問診を行い，患者の状態を把握します．
- 既往歴，合併症，薬剤アレルギーの有無について確認する．

- 抗凝固薬・抗血小板薬内服の有無について確認する．
- 血液検査（血算，生化学，凝固機能，感染症），胸腹部X線検査，心電図検査を施行する．

③患者さん本人をID番号やフルネームによって確認します．

④前処置を行います．
- 血管を確保する（膵炎予防にプロテアーゼ阻害薬の投与）．
- 患者監視装置を装着し，バイタルサインのチェックとモニタリングを開始する．

> **POINT** 検査目的・内容などの説明を十分に行い，患者さんの不安軽減に努める．

- 咽頭麻酔を行う．
- 仰臥位から腹臥位へ体位変換し（**図5**），マウスピースを装着する．タオルなどを用いて苦痛のないような体位を工夫する．バイタルサインの変動に注意する．
- 患者さんの苦痛軽減のため，鎮静・鎮痛処置を行う．

> **POINT**
> - 呼吸抑制や血圧低下に注意し，酸素投与がすぐに行えるように鼻孔カニューレを装着しておく．
> - 十分な鎮静がはかられているか，患者さんの名前を呼ぶ，身体を揺するなどで確認する．
> - 鎮静不十分な場合は鎮静薬が追加される．
> - 拮抗薬のフルマゼニル（アネキセート®），ナロキソン塩酸塩（ナロキソン塩酸塩®）の準備もしておく．

⑤感染防止のために防水エプロン，サージカルガウン，マスク，ゴーグル，グローブを装着します．

> ERCPには重篤な偶発症があるので，十分なインフォームド・コンセントが必要です．

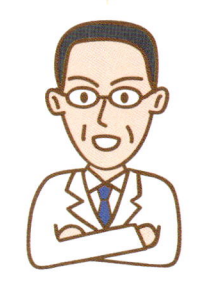

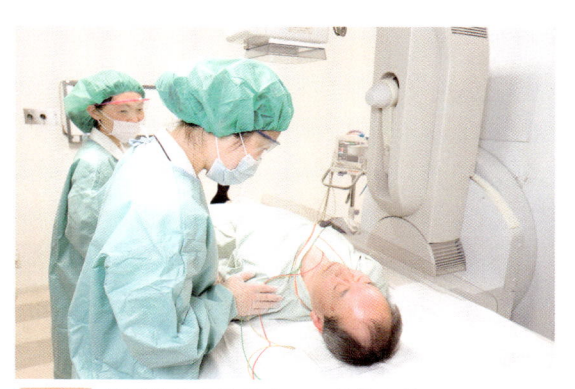

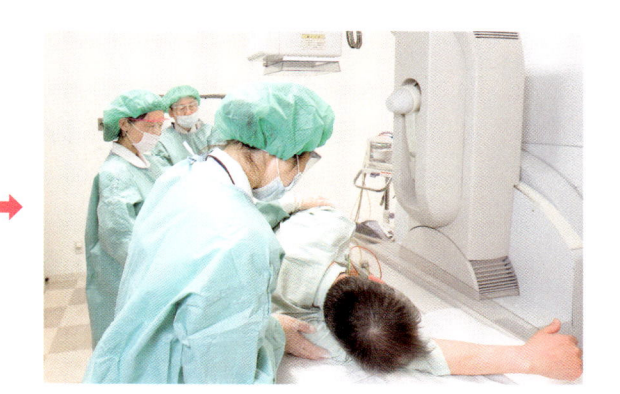

図5 仰臥位から腹臥位への体位変換

検査中のケア

①モニター類によりバイタルサインを確認し，経時的に記録します．

POINT
- つねに患者さんの状態を把握し，異常が生じた場合は医師，看護師，技師と連携のうえ対処する．
- 医師は検査に集中するあまり，患者さんの全身状態の把握が遅れることがある．検査中は患者さんの観察を怠らず，酸素飽和度や血圧，脈拍に注意し，つねに患者さんの状態を把握しておく．

②鎮静下では，自己抑制の消失かつ体動を認めることがあります．

POINT
その場合の対処法；
- バイタルサインに注意しながら鎮静薬の追加によりコントロールする．
- 拮抗薬により覚醒させ，励ましながら施行する．
- コントロール困難な場合は，スタッフを増員し，体動を抑える．

③乳頭からカニューレの先端が挿入され，医師の合図を確認後に造影剤の注入を行います．

POINT
- 造影時，膵管・胆管に気泡が入っていると膵石・胆石と誤認する可能性があるため，気泡が入らないようにあらかじめフラッシュしておく．

④状況によっては治療に移行することがあります．

POINT
- EST（p.32），EBD（p.81）あるいはENBD（p.86），採石術などに対応する．ESTの場合は高周波電流を流すので，対極板が貼られていることを確認する．
- 患者さんの鎮静状態あるいは鎮静によるバイタルサインや状態の変化がないことを確認して医師に報告する．
- 施行する手技は何かを予測し，患者さんの状態やモニター類の観察を行うことで，状態が変化したときに対応しやすくなる．

⑤造影後，スコープが抜去されます．

POINT
誤嚥に注意する．必要時，口腔内の吸引を行う．

⑥身体を揺らして患者さんの名前を呼び，覚醒の有無を確認します．検査の終了を伝え，労いの言葉をかけます．

POINT
呼吸状態の悪化や血圧低下がみられる場合は，医師の判断により拮抗薬が投与されることもある．

⑦バイタルサインに異常がないことを確認し，医師に報告してから移動します．

⑧実施した検査内容，結果と今後の方針，使用薬剤，バイタルサイン

の変化，指示変更の有無，検査中のエピソードの有無などを病棟看護師に申し送ります．

検査後のケア

①ストレッチャーから病棟のベッドに移動します．

POINT
- バイタルサイン（呼吸状態，血圧，体温）を測定し，患者さんの意識状態，腹痛，胸痛，背部痛，悪心・嘔吐の有無などを確認する．また，検査当日は偶発症が起きていないか，十分な観察が重要となる．
- 以下に示す偶発症が起こる可能性もあるため，緊急時に備えて救急カートを準備しておく．

急性膵炎	最も高頻度で重篤化の危険性がある（腹痛，背部痛，血清アミラーゼ高値）．
消化管穿孔	内視鏡挿入時の強い嘔吐や咳嗽反射がみられた場合，あるいは開腹手術歴などがあると生じることがある．
出血	ESTを施行した場合に起こりやすい．血中ヘモグロビン値，便性状に注意する．
ショック	使用した造影剤，薬剤によって起こることがある．事前の情報収集が重要．血圧低下，頻脈または徐脈，紅斑，発赤，喘鳴，呼吸困難，意識喪失，昏睡などの症状に注意する．
呼吸抑制	鎮静薬，麻酔薬で起こることがある．呼吸回数や胸郭の動き，酸素飽和度に注意する．
誤嚥性肺炎	検査中の分泌物，吐瀉物などの誤嚥によって起こることがある．呼吸状態，発熱，胸部X線写真などで観察し，異常の早期発見に努める．

②医師に安静度，飲食，内服の指示を確認し，患者さんに説明します．

POINT
偶発症予防には安静が重要である．「腹痛，悪心・嘔吐などの症状があるとき，何かお手伝いが必要なときにはご遠慮なく声をかけてください」と，患者さんが安静を守れるように援助する．

③検査2時間後に血液検査を行います．

POINT
血清アミラーゼ値の上昇は，膵臓の実質細胞の破壊，膵管，乳頭部の閉塞などを示唆する所見である．

> 検査後の膵炎などの偶発症を予防するため，ベッド上での安静を守ってもらいましょう．

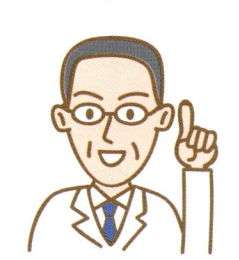

引用・参考文献

1）日本内視鏡学会：消化器内視鏡ガイドライン第3版，p170-187，医学書院，2006．
2）椿　昌裕，安藤昌之：ビジュアル早期大腸癌内視鏡診断，p15-16，学研メディカル秀潤社，2013．
3）椿　昌裕，安藤昌之：ビジュアル早期大腸癌内視鏡診断，p17-22，学研メディカル秀潤社，2013．
4）日本消化器内視鏡学会：消化器内視鏡ガイドライン第3版，医学書院，2006．
5）日本消化器内視鏡学会：消化器内視鏡ハンドブック，日本メディカルセンター，2012．
6）糸井隆夫編：胆膵内視鏡の診断・治療の基本手技，羊土社，2008．

第3章

内視鏡治療とケア

内視鏡的粘膜切除術
内視鏡的粘膜下層剝離術
内視鏡的硬化療法／内視鏡的静脈瘤結紮術
内視鏡的食道拡張術
ポリペクトミー
内視鏡的逆行性胆道ドレナージ術
内視鏡的経鼻胆道ドレナージ術
経皮内視鏡的胃瘻造設術
内視鏡的止血法

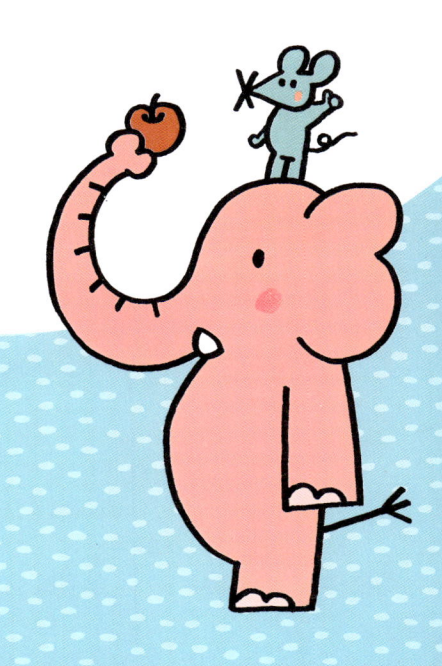

1 内視鏡的粘膜切除術
endoscopic mucosal resection：EMR

✪ EMRとは

概要
内視鏡を用い，良性・悪性の粘膜腫瘍の粘膜下に生理食塩液などを注入して病変部を持ち上げて把持し，その部分に高周波電流を通して切除する方法です．

適応
良性腫瘍（腺腫，過形成性ポリープなど），悪性腫瘍（粘膜内がん，粘膜下層軽度浸潤がん）のうち，茎を有しない平坦な病変，あるいは広い茎を有する病変で，大きさは2cm以内が一般的です．しかし，分割切除により2cm以上の病変も適応となります．

禁忌
治療対象となる各臓器により相違点はあると思われますが，総じて禁忌と考えられる点は以下です．
- 患者さんの承諾が得られていない．
- 検査に際して患者さんが非協力的である．
- 全身状態が不良であり，偶発症に対する処置が困難と考えられる
- 出血傾向がある，あるいは抗凝固薬・抗血小板薬服用中である．
- 明らかに粘膜下層深層に浸潤していると考えられる病変．
- 粘膜下層への局注によって病変のliftingが得られない病変．

手技手順（図1，実際のEMRは図2）
1. 病変部を安定した視野に置きます．

   POINT 病変部は視野の中央あるいは右側に置き，鉗子口が5時の方向がよい．

2. 病変部の粘液をガスコン水で洗い流し，病変部に色素を散布します．
3. 粘膜下層に生理食塩液（通常はインジゴカルミンを混入）を5～10mL程度局注します．

   POINT 病変部が十分にliftingしない場合は，無理をせずに断念する．

4. liftingした病変部にスネアをかけ，スネア内に病変部が完全に納まっていることを確認し，スネアを締めて通電します．
5. 回収ネットあるいは回収鉗子などを用いて，切除した病変部を回収します（→病理部へ）．
6. 切除創を止血します．出血がみられない場合は放置します．

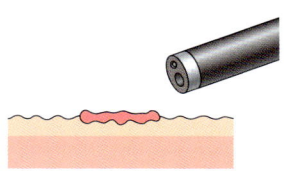

早期Mがんなどがみつかる．

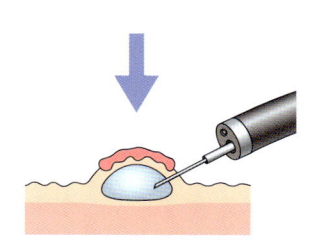

生理食塩液を注入して十分にliftingする．

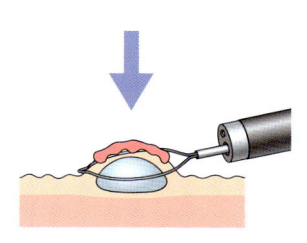

スネア内に病変部が納まっていることを確認する．

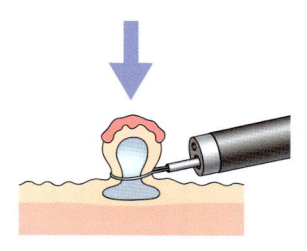

スネアを締めて通電，切除する．

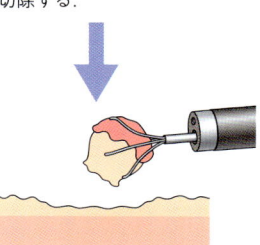

病変部の回収→病理組織の検査

図1 EMRの手技手順

ここでは内視鏡的粘膜切除術の概要，適応，禁忌，手術手順を解説します．

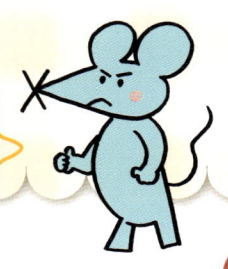

POINT 出血，穿孔（翌日などに起こる遅発性の穿孔もある）などの合併症に注意する．

⑦ 食道病変での色素散布でルゴールを使用した場合は，中和が必要となります．チオ硫酸ナトリウム（デトキソール®）などを散布します．

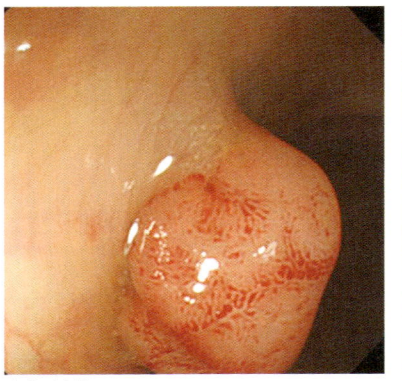

内視鏡像

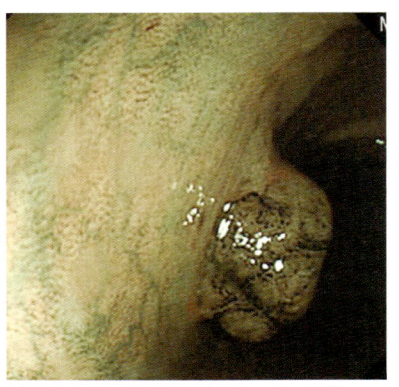

NBI（narrow band imaging）像

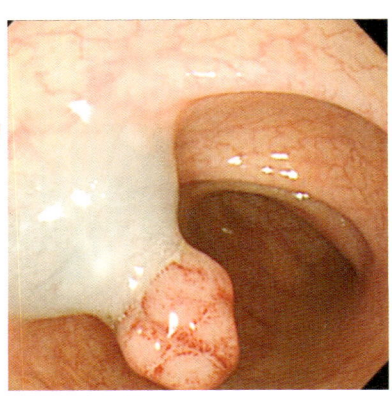

粘膜下注入後

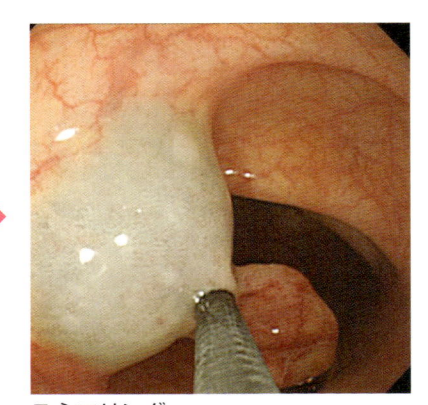

スネアリング

実際のEMRです．

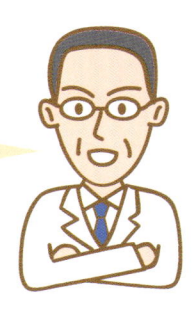

図2 S状結腸腺腫のEMR

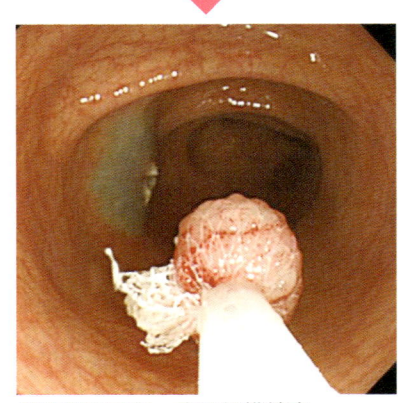

病変部の回収→病理組織検査

✪ EMRのケア

準備機器・物品（図3，4）

- 電子スコープ（1・2チャンネル直視鏡，斜視鏡を用途別に使い分ける）
- 高周波発生装置，対極板，高周波スネア，把持鉗子，回収ネット，局注針，生理食塩液，ヒアルロン酸，止血用クリップなど
- 色素散布チューブ，色素剤（胃・十二指腸，大腸：インジゴカルミンなど，食道：ルゴールなど）
- 鎮静薬，鎮痙薬，止血用散布剤など
- 酸素配管，吸引器，患者監視装置，血中酸素濃度モニター，救急カート

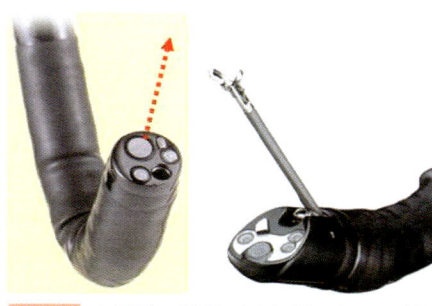

図3 直視型・斜視型内視鏡の視野と鉗子類狙撃方向

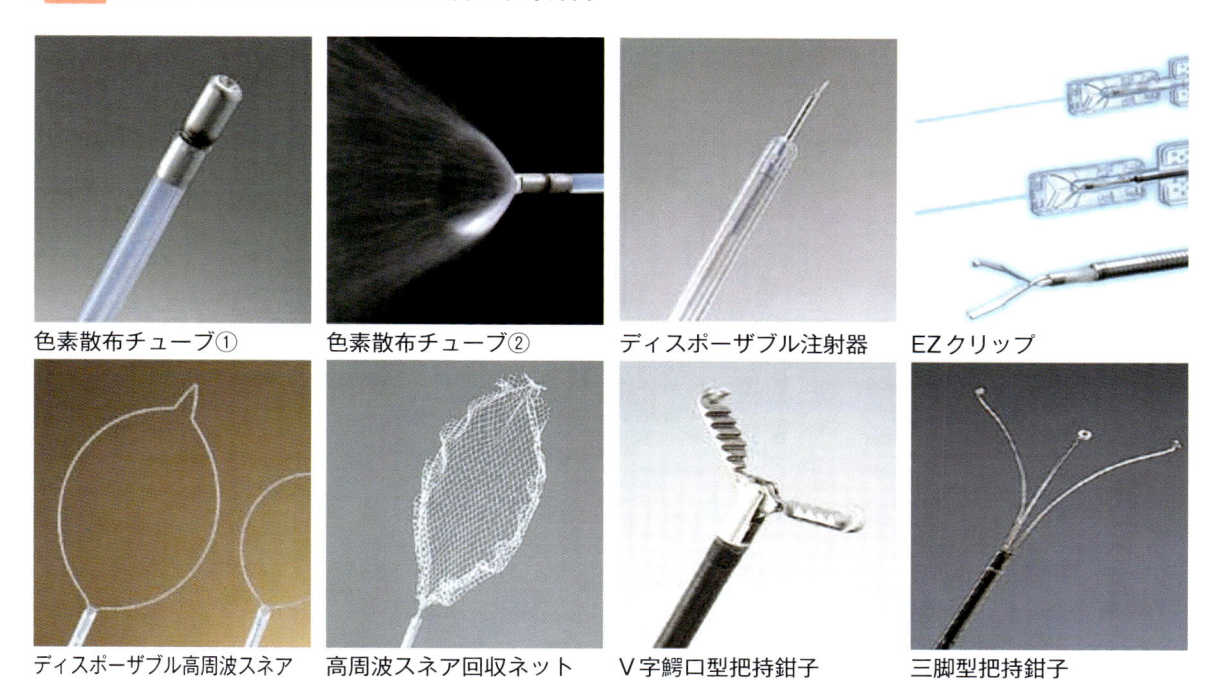

色素散布チューブ①　色素散布チューブ②　ディスポーザブル注射器　EZクリップ

ディスポーザブル高周波スネア　高周波スネア回収ネット　V字鰐口型把持鉗子　三脚型把持鉗子

図4 主なEMR用デバイス

治療前のケア

①患者さんの情報収集を行います．

POINT 既往歴（インスリン使用，ペースメーカーなどの埋込みの有無など），抗凝固薬・抗血小板薬，鎮静薬，貼付剤などの服用・貼付の有無，内視鏡歴の有無など

②患者さんの確認とEMR同意書の確認を行います．
③上部消化管内視鏡検査や下部消化管内視鏡検査に準じて前処置（咽頭麻酔や下剤の服用など）を行います．
④スネア，局注針の操作などにトラブルがないか確認します．
⑤感染防止のために防水エプロン，サージカルガウン，マスク，ゴーグル，グローブを装着します．

治療中のケア

①患者さんにガスコン水を服用してもらい，検査台に仰臥位で臥床してもらいます．義歯，ネックレスなどの金属類，磁気絆創膏，ニトロダームTTSなどが貼付されていないか確認します．
②必要な前投薬を投与します（医師の指示）．

POINT 呼吸状態，意識状態，バイタルサインの確認．急変時に備えた救急カートの準備

③患者さんにマウスピースを軽くかんでもらい，左側臥位にして，対極板を殿部または大腿部に密着装着します．

POINT 対極板が正確に検査機器本体に接続されていることを確認する．

④内視鏡を挿入後（医師），医師の指示に従って局注針を準備し，合図とともに針を出し生理食塩液（筆者の施設ではインジゴカルミン含有）を粘膜下に注入します．

POINT 大腸壁においては局注針が腸管壁を貫通する場合があり，注入時の抵抗がまったく感じられないときがあるので，正確に医師に伝達する．

⑤病変部のliftingが確認されたら，医師の指示に従ってスネアを準備します．医師にスネアを手渡し，指示に従ってスネアの開閉を行い，病変を把持します．

POINT
- スネアの締め込みが強すぎると，通電前に病変がcutされてしまう可能性もあるので，抵抗を感じたら医師に伝達する．
- 病変の大きさによっては分割切除となるため，時間がかかる．患者さんの酸素飽和度，意識状態を観察して，必要時，医師に鎮静薬の追加を依頼する．患者監視装置などで患者さんの状態を十分に観察する．また，口腔内に溜まった唾液を誤嚥しないように適宜吸引する．

⑥スネアに通電して病変が切除されたら[*1]，回収を行います．小さな病変の場合は内視鏡的に吸引することが多いです．この際には本体

用語解説

[*1] 人体に流す電流（感電しない周波数）
100kHz（1秒間に10万回の交流波）を超える高い周波数の交流電流は，人体には感電しない特性があり，この高周波を利用して治療，処置などが行われる．また，周波数が高すぎると電波になって空気中に飛び出してしまうため，300～500kHzの周波数帯を使用している．

の吸引部分にトラップを準備する．回収鉗子あるいは回収ネットを使用する場合は検査医師の指示に従い機器の準備，開閉による回収を行います．

⑦切除部分からの出血の有無を医師が確認し，止血が必要と思われる場合は止血用クリップ，止血用散布剤（トロンビン，アルギン酸ナトリウム，スクラルファートなど）を要求するので準備し，指示に従って止血を行います．

> **POINT** 止血用クリップの使用数（アルゴンプラズマ凝固装置による止血では焼灼数）を記録する．

⑧治療時間は通常，内視鏡検査より長くなることが一般的なので，より多く患者さんへの声かけを行い，治療が順調に進行していることを伝え，不安感をできるかぎり和らげる努力をします．

治療後のケア

①治療が終了したことを患者さんに伝えます．

> **POINT**
> - 治療直後の患者さんの状態を観察する．バイタルサインが安定するまで患者監視装置などのモニター類は装着したままとする．
> - 口腔内の唾液，血液を吸引する．
> - 鎮静薬使用のため，覚醒状態を観察する．必要時，拮抗薬を準備する．
> - 患者さんへの伝達事項（医師に確認後）
>   ・検査後の安静時間
>   ・飲水，飲食の再開可能時間

②上部消化器内視鏡によるEMRでは検査翌日に止血の有無について内視鏡検査でチェックすることがあり，必要性について医師に確認し，患者さんに伝えます．

> **POINT** 出血，穿孔（翌日などに起こる遅発性の穿孔もある）などの合併症に注意する．

③筆者の施設では，上部・下部ともにEMRは入院で行っており，すべてが終了したら，病棟担当者に経過について申し送りを行います．

鎮静薬・鎮痛薬に対する拮抗薬
● 鎮静薬，鎮痛薬に対する拮抗薬は以下のとおりです．

鎮静薬に対する拮抗薬	ベンゾジアゼピン系の薬剤による鎮静の解除と呼吸抑制を目的とした拮抗薬にフルマゼニル（アネキセート®）がある．ここで注意することは，フルマゼニルの半減期（約50分）より長い半減期のベンゾジアゼピン系薬（ジアゼパムなど）を用いた場合，フルマゼニルの投与によって鎮静が解除された後も鎮静作用が再度出現することがある．
鎮痛薬に対する拮抗薬	オピオイド受容体（麻酔性鎮痛薬）に対して拮抗的に結合することで，呼吸抑制および覚醒遅延の改善をもたらす．

2 内視鏡的粘膜下層剥離術
endoscopic submucosal dissection：ESD

✦ ESDとは

◉ 概要
粘膜下に生理食塩液などを注入し，高周波ナイフで粘膜内に存在する早期胃がんなどを内視鏡的に切除する方法です．

◉ 適応
①リンパ節転移の可能性がほとんどなく，腫瘍が一括切除できる大きさと部位にあること．
②腫瘍を治療することが，患者の生命予後の改善に寄与すると判断されること．
③ほかの治療法と比較して有益であると判断されること．
④具体的な適応条件
- 2cm以下の肉眼的粘膜がんと診断される病変．
- 組織型が分化型．
- 肉眼型は問わないが，陥凹型では潰瘍を伴わないこと．

◉ 禁忌
- 出血傾向がある場合．
- 重篤な心疾患や呼吸器疾患などのために長時間の内視鏡治療に耐えられない場合．
- 明らかな潰瘍瘢痕を伴う場合．
- 患者の同意が得られていない場合．

◉ 手技手順（図1, 2）
1. 病変観察：内視鏡を胃内へ挿入し，病変の観察を十分に行い，再度範囲診断を行います．
2. マーキング：病変の外側に全周性のマーキングを行います．
3. 局注：マーキングのやや外側に局注針を刺入し，十分な粘膜膨隆を形成するように局注を行います．局注液は，生理食塩液またはグリセオールにエピネフリンやインジゴカルミンを適量混ぜたものを使用します．状況に応じてヒアルロン酸溶液を適宜使用します．
4. 粘膜全周切開：病変外側の粘膜を高周波ナイフを使用して全周性に切開します．
5. 粘膜下層の切開・剥離：病変全体が膨隆するように再度局注を行い，粘膜下層を確認しながら切開・剥離を行います．
6. 止血：標本を回収後，止血の確認を行います．出血が認められた場合や明らかな露出血管を認めた場合には，止血鉗子などを用いて止血処理を行います．

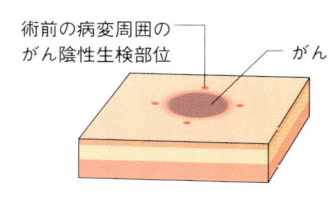

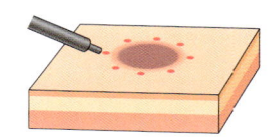

術前の病変周囲のがん陰性生検部位 — がん

針状ナイフによるマーキング

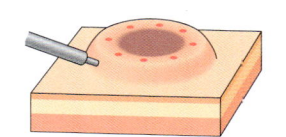

生理食塩液またはグリセオール局注

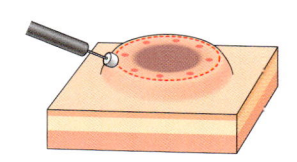

高周波ナイフによる粘膜全周の切開

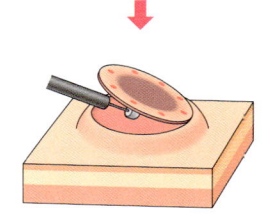

粘膜下層の切開

図1 ESDの手技

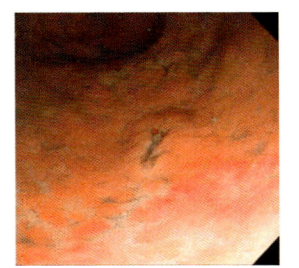

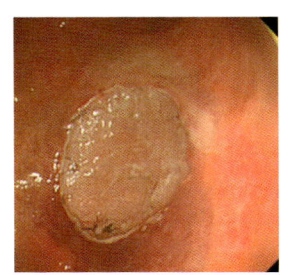

①病変の確認 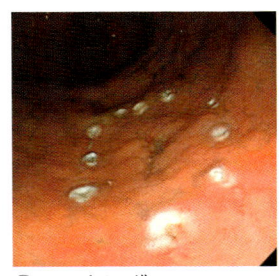　②マーキング 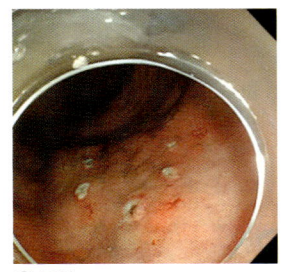　③局注 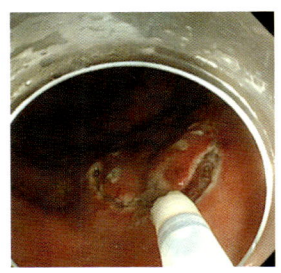　④切除開始

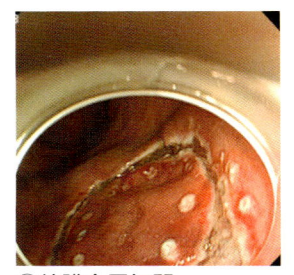

⑤粘膜全周切開 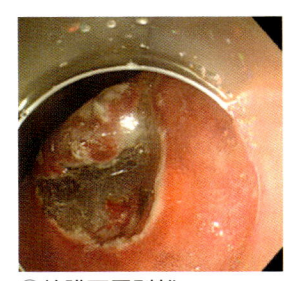　⑥粘膜下層剥離　⑦切除終了

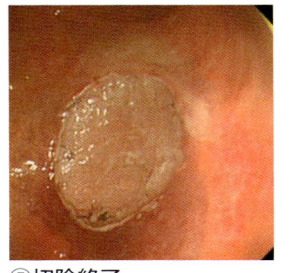

図2　ESDの実際例

ESDのケア

準備機器・物品

- 高周波焼灼電源装置（**図3**）：高周波電流には切開波，凝固波，混合波があり，装置によってその割合やタイミングを変えたモードがある．
- 電子スコープ：通常直視型の1チャンネルスコープ，状況に応じて2チャンネルスコープやMulti-bendingスコープを使用する．内視鏡先端に送水用ノズルのある前方送水機能付きスコープは，出血時に水洗できるため出血点をピンポイントで確認することにすぐれている．
- 切開，剥離用デバイス（**図4**）：高周波ナイフ各種（ITナイフ，フレックスナイフ，フックナイフなど），先端フード
- 局注針，局注液（生理食塩液，グリセオール，ヒアルロン酸製剤，エピネフリンなど）
- 止血用処置具（**図4**）：止血鉗子，止血クリップ，ホットバイオプシー鉗子，アルゴンプラズマ凝固装置
- 内視鏡用二酸化炭素送気装置：慢性閉塞性肺疾患（COPD）などの呼吸器疾患をもたない患者さんに対しては，二酸化炭素送気を行いながら治療を進めることで，術中・術後の苦痛軽減や偶発症の重篤化防止に有用である．
- 動脈血酸素飽和度モニター，救急カート

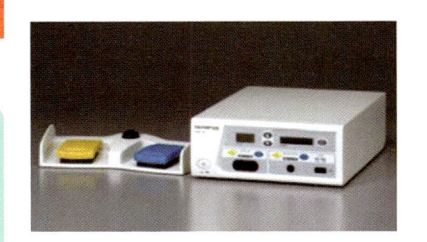

オリンパスESG-100

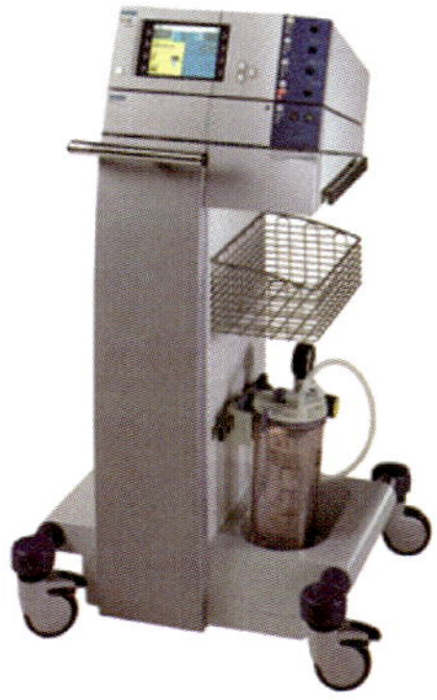

エルベVIO300D

図3　高周波焼灼電源装置

ここでは内視鏡的粘膜下層剥離術の概要，適応，禁忌，手技手順，ケアのポイントについて解説します．

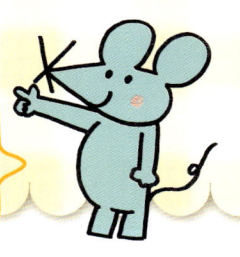

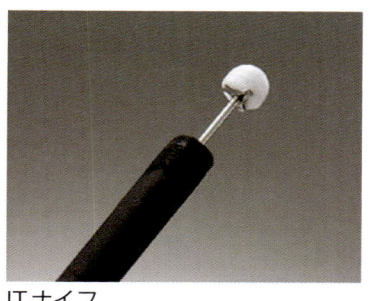

ITナイフ 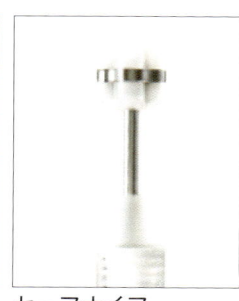　　セーフナイフ 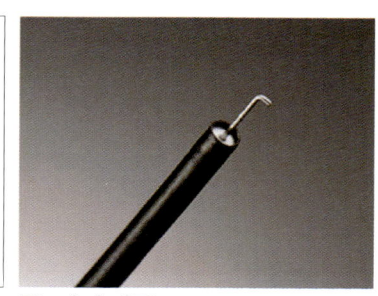　　フックナイフ

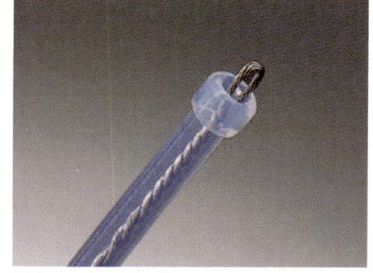

フレックスナイフ 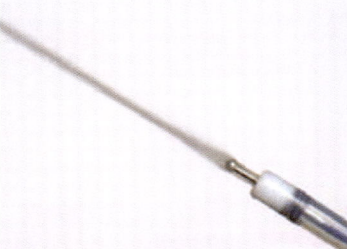　　フラッシュナイフ 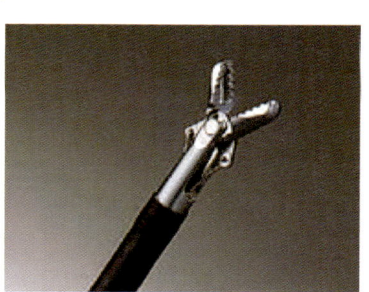　　コアグラスパー止血鉗子

図4　切開用ナイフ，止血用鉗子

治療前のケア

①起こりうる偶発症や発症のリスクについて，十分なインフォームド・コンセントが必要です．以下を説明し，同意書を取得します．
　・病名の告知
　・適応と治療の必要性
　・治療手技
　・ほかの治療法
　・予想される偶発症とその発生頻度（穿孔，出血で輸血や緊急手術が必要となる可能性について）

②既往歴，現病歴の聴取：常用薬，薬物アレルギー，心臓ペースメーカーの有無，心疾患，高血圧症性疾患，脳血管疾患，前立腺肥大症，緑内障などについて病歴を詳細に聴取します．

③血液生化学検査：血液型，感染症，血液生化学一般，凝固系などの検査を行います．

④生理学的検査：心電図，胸部X線．転移の危険性がある場合には腹部CTもしくは腹部超音波検査などを行います．

⑤抗凝固薬：抗血小板薬を内服中の患者では，内服中止の是非について検討します．ヘパリンの使用が必要な場合もあり，処方医との連携が必要です（p.76参照）．

⑥前処置を行います．
　・当日は禁食．飲水のみ可．基本的には通常の内視鏡検査の前処置と同様．

POINT
- 一般状態の観察と患者監視装置によるモニタリング，バイタルサインをチェックする．
- 患者さん本人をフルネームで確認した後，患者さんの身体に金属類（義歯，ネックレス，ニトロダームTTSなどの貼付剤）が装着されていないか再度確認する．
- 検査台に誘導し，仰臥位とする．高周波電流を使用するために腰部あるいは大腿部，下腿部に密着するように対極板を装着する．
- 患者さんの緊張をほぐすため，治療時間の目安などを説明する．

・血管確保し，持続輸液を行う．
・医師の指示により咽頭麻酔を行い，ブチルスコポラミン臭化物（ブスコパン®）などの鎮痙薬を投与する．心疾患，緑内障，前立腺肥大症を有する場合は，グルカゴンを使用する．ESDは通常の内視鏡検査，処置よりも時間がかかるため，ペチジン塩酸塩（オピスタン®），塩酸ペンタゾシン（ペンタジン®，ソセゴン®）などの鎮痛薬と，ジアゼパム（ホリゾン®，セルシン®），ミダゾラム（ドルミカム®）などの鎮静薬を適宜組み合わせて使用する．

POINT ほかの内視鏡治療にくらべて所要時間がかかるため，鎮静薬・鎮痙薬の追加投与が行われることが多い．治療中の一般状態観察は密にするように心がける．

・患者さんを左側臥位にし，マウスピースを軽くかんでもらう．
⑦感染防止のために，防水エプロン，サージカルガウン，マスク，ゴーグル，グローブを装着します．

🌞 治療中のケア

①血圧，酸素飽和度，心電図，脈拍のモニタリングを必ず行います．

POINT 医師は治療に集中しているため，治療中には患者さんの状態把握ができない．看護師はつねに患者さんの状態を把握し，異常の早期発見に努める．

②高周波電流で剥離，切開，止血を行うときには，再度，高周波電流の切開・凝固出力設定値を確認します．
③剥離・切開する際には，患者さんが疼痛を訴えていないかどうかに注意します．

POINT 激しい痛みを訴えた場合には，穿孔の疑いがある．患者さんの表情や無意識な動きなどに注意する．

④治療中に出血がある場合は，止血処置が行われます．クリップ止血，止血鉗子，アルゴンプラズマ凝固装置（APC装置）などを準備します．

POINT 止血後に，その焼灼数やクリップの使用個数を記録する．

治療後のケア

①患者さんに異常がないかを確認し，最終的な一般状態の観察を行います．

POINT 鎮静薬の影響によって呼吸抑制や覚醒遅延が起こることがある．なかなか覚醒しないときには拮抗薬（p.60参照）の処置を行う（医師の指示）．

②患者さんが腹痛や腹部膨満を訴えることがあります．穿孔の疑いがあるために腹部単純X線撮影を行うようにします．

③患者・家族に治療後の注意事項や労い，励ましの言葉をかけます．

POINT ●患者さんへの伝達事項
・治療当日はベッド上安静とし，禁食．
・治療翌日から数日後に内視鏡検査を行い、出血の有無を確認する．その際に露出血管が認められた場合には，止血処置を行うこともある．
・出血などの問題がなければ，流動食や粥食から食事を開始する．

④病棟看護師に治療過程，術中経過をできるだけ詳しく申し送ります．

POINT 行った処置，使用薬剤，患者さんのバイタルサインの経時的変化などの申し送りを行う．

⑤内視鏡検査台周囲の環境整備を行い，使用した内視鏡器具の洗浄・消毒を行います．

内視鏡用二酸化炭素送気装置

- 内視鏡を使って消化器管腔内に二酸化炭素を送気する装置である．二酸化炭素は空気とくらべて生体吸収力にすぐれる特性を生かしている．
- 通常，内視鏡検査を行うときは，空気を送気して消化管を広げて観察するが，一度送った空気を吸引しても腸管内に貯留した空気はなかなか吸引できない．そのため，検査後あるいは長時間に及ぶ検査や治療中に患者さんの腹部が膨満し，腹痛が起こることがある．
- 水や体内に吸収されやすい二酸化炭素での送気は，患者さんの腹部膨満の改善が期待できると同時に，穿孔が起こった際も，気体漏出による腹膜炎の重篤化の予防になる．

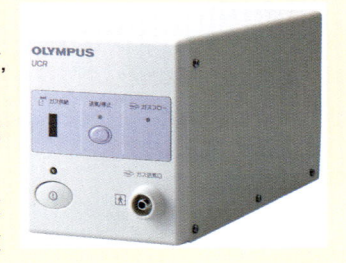

引用・参考文献

1) 日本消化器内視鏡学会：消化器内視鏡ガイドライン第3版, 医学書院, 2006.
2) 日本消化器内視鏡学会：消化器内視鏡ハンドブック, 日本メディカルセンター, 2012.

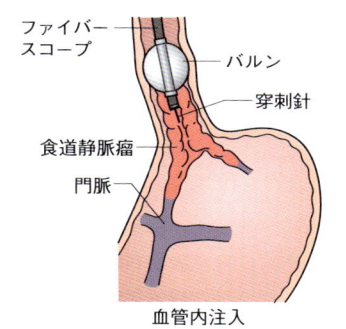

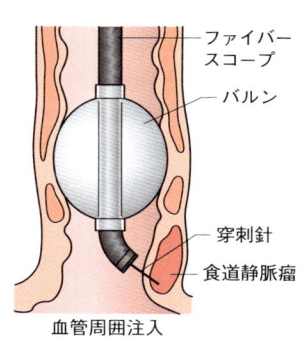

3 内視鏡的硬化療法／内視鏡的静脈瘤結紮術
endoscopic injection sclerotherapy：EIS／endoscopic variceal ligation：EVL

★ EIS，EVL とは

概要
　内視鏡的硬化療法（EIS）は，内視鏡的静脈瘤結紮術（EVL）とともに食道・胃静脈瘤に対する治療方法です．

　EIS は硬化剤を血管内あるいは血管外に注入して，静脈瘤そのものや静脈瘤への供血路を塞栓する方法です．

　EVL は O リングというゴムバンドで静脈瘤を結紮し，静脈瘤への供血を途絶えさせる方法です．血管出血例や再出血の予防を目的とする待機的治療例でも，患者さんの状態によって EIS，あるいは EVL が選択されます．

適応
以下の静脈瘤で内視鏡的治療の適応となります．
- 出血静脈瘤
- 出血既往のある静脈瘤
- 日本門脈亢進症取扱い規約，改定第 2 版[1]による F2（連珠状の中等度の静脈瘤，F は form）以上の静脈瘤，または F 因子にかかわらず red color sign 陽性（RC2 + 以上）の静脈瘤（RC + の「発赤所見を限局性に少数認める」と RC3 + の「発赤所見を全周性に多数認める」の中間を RC2 + とし，それ以上をいう）．ただし，胃静脈瘤に関する予防的治療は慎重になるべきであるとされている[2]．

禁忌
　消化器内視鏡ガイドラインでは，次の状態を一般的に EIS の禁忌としています[2]．
- 高度黄疸例（総ビリルビン 4.0 mg/dL 以上）
- 高度低アルブミン血漿（2.5 g/dL 以下）
- 高度血小板減少（2 万／μL 以下）
- 全身の出血傾向（播種性血管内凝固症候群）
- 大量の腹水貯留
- 高度脳症
- 高度腎機能不良例

手技手順
1）EIS（図 1，実例を図 2 に示す）
1. 内視鏡を挿入します．視野の 7 〜 8 時方向に穿刺部がくるように調整します．
2. 内視鏡を用いて静脈瘤用の局注針を静脈瘤あるいは静脈瘤周囲に刺し，X 線透視下で血管内注入ではモノエタノールアミンオレイン酸塩（オルダミン®）を，血管外注入ではポリドカノール（エトキシスクレロール®）を局注します．

図 1 EIS の手技

（血管内注入：ファイバースコープ，バルン，穿刺針，食道静脈瘤，門脈）
（血管周囲注入：ファイバースコープ，バルン，穿刺針，食道静脈瘤）

ここでは内視鏡的硬化療法／内視鏡的静脈瘤結紮術の概要，適応，禁忌，手技手順，ケアのポイントについて解説します．

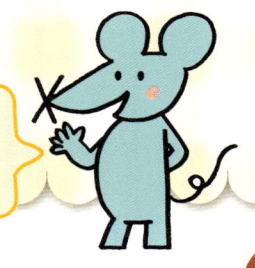

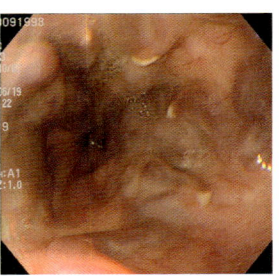

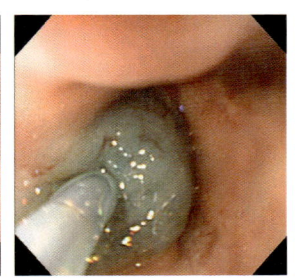

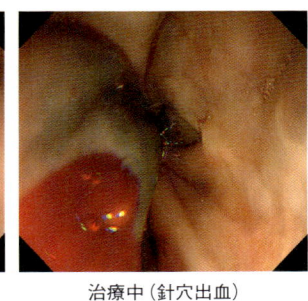

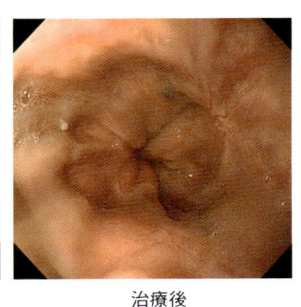

図2 EVL後に再発した食道静脈瘤に対する予防的EIS

治療前／治療中／治療中（針穴出血）／治療後

(田村君英 (香川浩一)：技師&ナースのための消化器内視鏡ガイド検査 治療 看護, p.196, 学研メディカル秀潤社, 2010)

POINT
- 血管内注入では逆血を確認する．門脈基部あるいは大循環系へ造影剤が流れた場合は，ただちに注入を中止する．
- EIS以外の治療に変更する場合もあるため，EVLデバイスやSBチューブの準備をしておく．

3) 注入後，穿刺針は硬化剤の塞栓効果を高めるために，2〜3分間刺した状態にしておきます．

4) 穿刺針を抜去し，そこからの出血がみられる場合は装着バルーンなどで圧迫止血します．

5) これらの手技をほかの静脈瘤にも行います．1回のEISで使用するオルダミン®の総注入量は20mL以内，エトキシスクレロール®の総注入量は30mL以内とします．

POINT
注入量や回数などは医師が指示するため，治療中のコミュニケーションを密接にとるようにする．

2) EVL（図3，実例を図4に示す）

1) 内視鏡を挿入後，静脈瘤をゴムバンド（Oリング）によって結紮します．一般的には，瘢痕狭窄の防止のために，食道胃接合部の直上から口側に向かってらせん状に結紮していきます．

2) 筆者の施設ではEISより頻繁に行われています．EISで使用される硬化剤が肝機能不良な症例に悪影響を与える可能性が高いので，EVLを選択したほうが無難であり，また手技的にも簡便であるため，頻用されています．

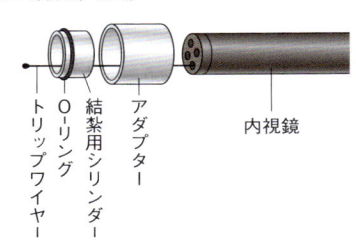

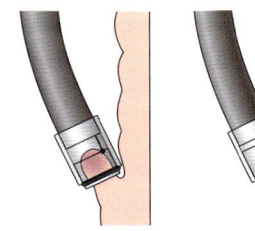

☀ 合併症

- EIS：胸痛，発熱，食道潰瘍などのほか，食道穿孔，門脈血栓，硬化剤による肝障害，腎不全，ショックなどの重篤な合併症が頻度は低いものの起こりうる[3]．
- EVL：オーバーチューブ挿入時の食道穿孔による大出血，結紮部の穿孔，EVL施行後の大量出血などが報告されている[4]．

図3 OリングとEVLの手技

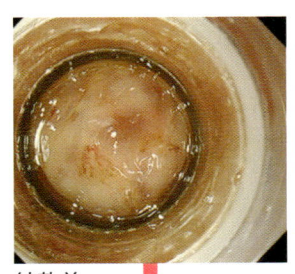

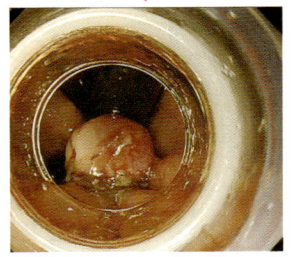

トリップワイヤー／Oリング／結紮用シリンダー／アダプター／内視鏡

結紮前
↓
結紮後

図4 EVLによる結紮

✪ EIS，EVLのケア

🔅 準備機器・物品

- 直視型電子内視鏡
- EIS：内視鏡装着バルーン，止血用バルーン（**図5**），静脈瘤用局注針と注射器（針の太さおよび注射器の容量は医師の指示），硬化剤として5％オルダミン®（血管内注入），1％エトキシスクレロール®（静脈瘤周囲に注入）．また，硬化剤の使用量に限度があるため，併用薬として使われる組織接着剤（ヒストアクリル，シアノアクリレート系など，とくに胃静脈瘤に対して用いられる）
- EVL：Oリング（結紮用ゴムバンド）とEVLデバイス，5mL注射器，必要に応じてオーバーチューブ（**図6**）
- 点滴セット，心電図モニター，動脈血酸素飽和度モニターや救急処置に必要な薬剤．必要時，輸血用血液製剤（濃厚赤血球，新鮮凍結血漿）
- 大量吐血時の凝血塊（コアグラ）の吸引に20Fr以上の口腔内吸引用カテーテル
- 医師の指示による鎮静薬，鎮痙薬およびその拮抗薬（呼吸抑制や覚醒遅延に使われる）

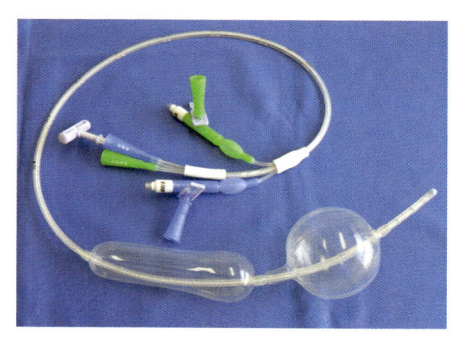

図5 トップ止血用バルーン（バリオキャスバルーン）

（写真提供：トップ）

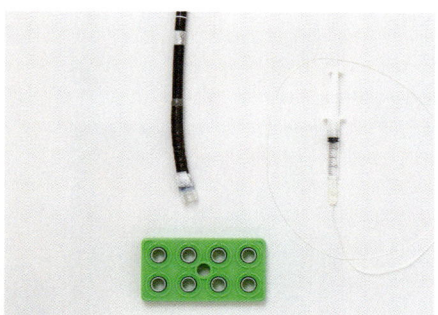

EVLデバイス（Oリング，オーバーチューブ）　　Oリング内視鏡スコープ装着

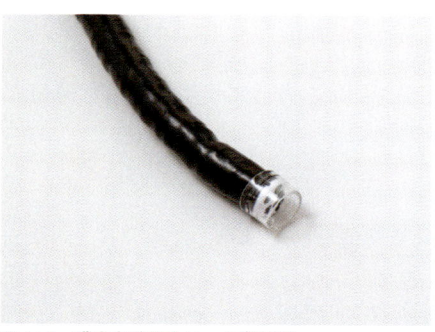

図6 EVL用の内視鏡機器

治療前のケア

①待機的に静脈瘤の治療が行われる症例と，出血が激しく，ショック状態となって内視鏡室に搬入される場合があります．後者の際には医師と協力してすみやかに全身状態を把握します．状態が安定してきたらバイタルサイン（血圧，脈拍，呼吸数，酸素飽和度，意識レベル，冷汗の有無，顔色など）のモニタリングとともに機材の準備を行います．

②内視鏡硬化療法あるいは静脈瘤結紮術の同意書を確認します．

③問診（本人および家族）：吐・下血の有無とその量，飲食状況，肝臓疾患（とくに肝硬変の有無）の治療歴，抗凝固薬服用の有無などを確認します．

④上部消化管内視鏡検査の前処置（食事，胃粘膜除去薬の投与，咽頭麻酔など）に準じたケアを行います．

⑤患者さん本人であることをフルネームで確認後，検査台上に左側臥位とし，マウスピースをかんでもらいます．EVLでオーバーチューブを使う場合は，オーバーチューブを内視鏡に装着してから専用のマウスピースをかんでもらい，テープで固定します．

⑥モニター類を身体に装着し，酸素カニューレを鼻腔に挿入します．

POINT 体位変換の際に胃内に血液が貯留している場合，吐血する可能性がある．左側臥位にして誤嚥に注意する．ショック状態に陥った場合，検査台周囲を片づけ，緊急処置の準備を行う．

⑦静脈ラインを確保します（医師の指示）．

⑧処置方法の簡潔な説明や所要時間など，会話によって患者さんの緊張をほぐすように心がけます．

⑨鎮静薬や鎮痙薬を投与します（医師の指示）．

POINT 静脈ラインの保持を確認する．

⑩感染防止のために防水エプロン，サージカルガウン，マスク，ゴーグル，グローブを装着します．

治療中のケア

①バイタルサインの定期的なチェックによって異常の早期発見に努めます．

POINT 覚醒状態や体動，苦痛表情がある場合は，医師に報告し，鎮静薬を追加してもらう．

〔②EIS〕●内視鏡挿入時やバルーン拡張時，硬化剤注入時には患者さんのバイタルサイン（とくに血圧の変動），表情を観察します．

POINT 注入量や回数などは医師が指示するため，治療中のコミュニケーションを密接にとるようにする．

●医師の指示によって硬化剤を注入する場合は，医師にわかるように注入した量を声に出しながら行います．

POINT 呼吸状態に注意し，口腔内吸引は咳を誘導しないようにする．また，硬化剤注入時には口腔内吸引を行わない．

〔②EVL〕●オーバーチューブを挿入する際は，患者さんの下顎部を伸展させて固定します．

POINT オーバーチューブは口径が大きいために，圧迫感から頭部を動かしたり，マウスピースを口から吐き出そうとすることがある．マウスピースは手でおさえてはずれないようにする．

●内視鏡の先端に結紮用デバイスを装着しテープで固定します．送気チューブも同様にテープで内視鏡に固定します．デバイスの先端にOリングを装着します．
●オーバーチューブを介して内視鏡を挿入し，医師の指示によってデバイスに一気にエアを注入します（2.5～3.0mL）．
●Oリングを複数個使用するため，同様の動作をくり返します．
●静脈瘤を結紮用デバイスで吸引する際に伴う痛みで体動があります．患者さんのバイタルサイン（とくに血圧の変動），表情を観察します．

POINT 覚醒状態や体動，苦痛表情がある場合は，医師に報告し，鎮静薬を追加してもらう．

●結紮部位を記録します（例：切歯○cm，○時方向）．

③穿刺部位や静脈瘤吸引の際に静脈瘤から出血することがあります．内視鏡（あるいはバルーンを用いて）で圧迫止血を行いますが，出血が止まらない場合は吐血時の誤嚥防止に努めます．

POINT 咳や喘鳴がみられた場合は，誤嚥防止のために口腔内吸引を行う．吐血がある場合，ベッド周囲の清潔保持に努め，ガーグルベースンは吐血があるたびに交換する．

④止血確認後に治療終了となります．

POINT
●オーバーチューブを抜去する際に，食道を傷つけていないかを確認する．また，抜去の刺激によって咳き込むことがある．口腔内の唾液をすばやく吸引し，誤嚥に注意する．
●静脈瘤からの再出血，あるいは結紮したOリングがはずれるなどによる再出血でショック状態に陥ることがある．患者監視装置のモニタリングやバイタルサインの観察，医師からの安静指示を確認する．

⑤出血症例に対する緊急内視鏡症例では，十分な注意が必要です．治療終了後の病棟への申し送りでは，検査前・中のバイタルサインの変動を正確に申し送り，また，治療によって静脈瘤がどのように止血されたかも，できるかぎり正確に申し送ります．

⑥口腔内の血液や唾液は十分に吸引します．

⑦検査前の患者さんの状態にもよりますが，待機的処置では通常より鎮静のための前投薬投与量が多いときもあります．意識状態の回復や，呼吸状態，血圧の変動をチェックします．

POINT ベッドからの転落や転倒に注意する．

⑧検査台周囲の環境整備を行い，使用した内視鏡器具の洗浄・消毒を行います．

治療後のケア

①患者さんの全身状態の把握に努め，異常が感じられたら医師に報告します．

POINT とくに胸痛，圧迫感，咽頭痛などの有無を確認する．

②ベッド上での安静（治療後3時間前後），トイレ歩行は医師の指示によります．

③排便時の努責は避けるように説明し，尿や便の性状は，看護師も一緒に観察することを伝えます．

POINT 硬化剤を大量に注入した場合は，溶血によって血尿となることがある．また，治療時の出血によってタール便となることも多い．再出血との鑑別が重要で，血圧の変動や血中ヘモグロビン値をあわせて観察する．

④EISでは数回の処置が必要となる場合もあり，次回の時期を医師に確認し，可能であれば患者さんにも伝え，安心してもらえるように心がけます．

⑥術後観察のための内視鏡検査時期や食事開始時期などは，医師から新たに病棟担当看護師に指示されます．

引用・参考文献

1) 日本門脈圧亢進症学会編：門脈圧亢進症取扱い規約第2版，p37〜50，金原出版，2004．
2) 日本内視鏡学会：消化器内視鏡ガイドライン第3版，医学書院，p215〜217，2006．
3) 出月康夫ほか：食道静脈瘤に対する治療法の現況（食道静脈瘤硬化療法研究会と日本門脈圧亢進症研究会による全国アンケート調査），日本薬事新法，3517：23〜29，1991．
4) 日本内視鏡学会：消化器内視鏡ガイドライン第3版，医学書院，p231，2006．

4 内視鏡的食道拡張術

✪ 内視鏡的食道拡張術とは

☀ 概要
さまざまな原因で狭くなった食道を内視鏡を用いてひろげる治療法です．わが国ではおもにバルーンを用いた拡張法が行われています．

☀ 適応
① 食道の良性狭窄
- 重度の逆流性食道炎
- 酸，アルカリ誤飲による腐食性食道炎
- 食道アカラシア（食道胃接合部の弛緩不全により起こる疾患）

② 食道の悪性狭窄
- 食道がんによる狭窄（早期がんでは多くは無症状．進行がんで食道が狭くなる）

③ 食道がん治療後の狭窄
- 放射線・抗がん薬を用いて治療した後，がんが残ったり，あるいはがんが消えても炎症によって食道が狭くなることがある．
- 近年では食道早期がんに対して，内視鏡的粘膜切除術（EMR）あるいは内視鏡的粘膜下層剝離術（ESD）による内視鏡的切除が盛んに行われている．広い範囲を切除した場合は，後にひきつれて食道が狭くなることが多い．
- 食道がんの手術では食道を切除した後，食道と胃あるいは食道と小腸や大腸を縫合することが多い．この縫合した吻合部が狭くなることがある．

☀ 禁忌または慎重を要する場合
- 高度の血液凝固障害がある場合（抗凝固薬，抗血小板薬内服中を含む）
- 食道穿孔がある，または疑われる場合

☀ 手技手順
1) バルーン拡張術（図1，実例を図2に示す）
1. 咽頭麻酔後，点滴ラインを確保し，必要に応じて鎮痛薬および鎮静薬を投与し，モニター類を装着します．
2. X線透視下で内視鏡を狭窄部の近位端まで進め，狭窄状態を確認します．
3. 狭窄部の状態から拡張用バルーン（径・長さ・硬さ）を選択します．

POINT 狭窄部の部位あるいは狭窄の状態によっては，短いバルーンもしくはガイドワイヤー対応のバルーンを選択する．

4. 内視鏡の鉗子孔からバルーンを挿入し，狭窄部を通過させます．

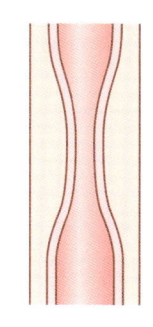

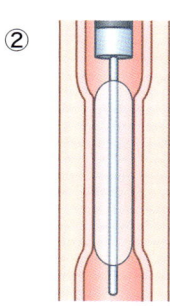

① 狭窄部

② バルーンによる拡張

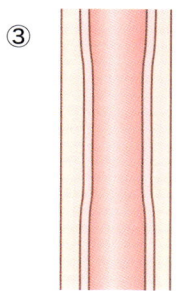

③ 拡張後の狭窄部

図1 バルーン拡張術

ここでは内視鏡的食道拡張術の概要，適応，禁忌，手術手技，ケアのポイントについて解説します．

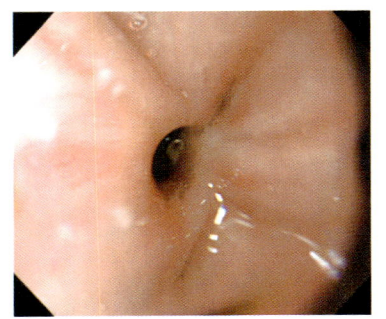

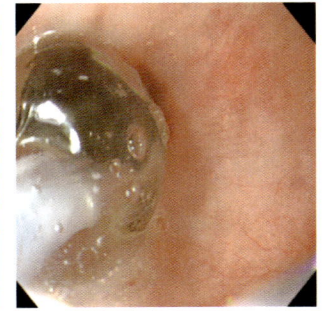

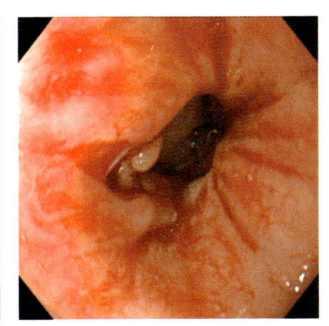

食道狭窄　　　　バルーン拡張　　　　拡張後の狭窄部

図2 食道狭窄に対するバルーン拡張術

> **POINT** 通過の際に抵抗が強いときは，バルーン先端が食道をつついている可能性があるため，注意が必要．

⑤ バルーンが全長にわたって内視鏡先端より出ていることを確認し，バルーンの中心が狭窄部にくるように位置を調整します．

> **POINT** 狭窄部の中央にバルーンを配置し，X線透視によって確認する（図3）．

⑥ 混合液の入った非血管系バルーン用加圧器をバルーンカテーテルに連結します．X線透視下および内視鏡下でバルーン圧を確認しながら少しずつ注入し，狭窄部の拡張を開始します．通常は拡張したまま1分ほど保ちます．

> **POINT** 狭窄部位のバルーンのノッチ（くぼみ）が消失する程度の拡張を目安に，加圧する（図4）．

⑦ 狭窄解除が確認されたら，バルーンの圧を抜きます．狭窄の改善程度，疼痛や出血の有無に応じて，2～3回の拡張を行います．
⑧ 狭窄部の拡張状態，出血の有無を確認します．多量の出血でなければ，通常は自然止血が可能です．
⑨ 内視鏡を抜去し，終了します．

2）硬性ブジー（図5）

① 硬性ブジーによる食道拡張術は，狭窄の形態や程度によって有効な場合もありますが，最近ではバルーン拡張術が主流となっています．
② おのおのの目的にあった硬性ブジーを用意します．
③ 狭窄部手前まで内視鏡を挿入します．
④ 鉗子孔よりガイドワイヤーを挿入します．
⑤ 内視鏡画面を確認しながら，ガイドワイヤーを内視鏡先端より出し，狭窄部を通過させます．
⑥ 十分な長さのガイドワイヤーを狭窄部より肛門側に送り込んだら，ガイドワイヤーを挿入したまま内視鏡を抜去します．この際，ガ

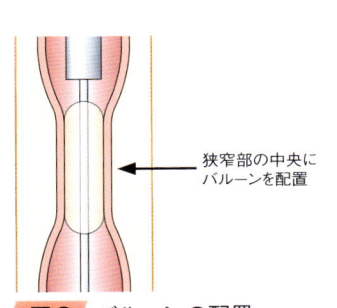

図3 バルーンの配置（狭窄部の中央にバルーンを配置）

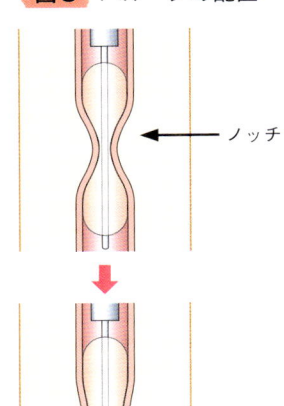

図4 ノッチ消失

狭窄部　　ブジーによる拡張　　拡張後の狭窄部
図5 硬性ブジー法

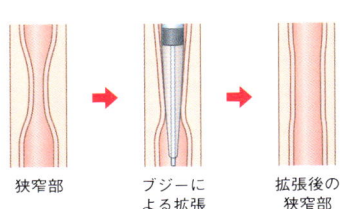

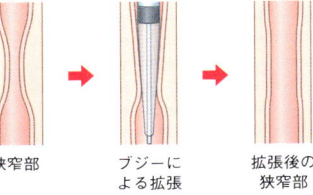

イドワイヤーが内視鏡と一緒に抜けないように気をつけます．
7. ガイドワイヤーを介してブジーを挿入します．細いものから太いものへ2〜3回に分けて拡張します．
8. ブジーが狭窄部を通過する際に，抵抗を感じます．ゆっくりと慎重に押し進めますが，強い抵抗がある場合は無理な挿入を行いません．無理な挿入は穿孔を起こすことがあります．
9. ブジーが狭窄部を通過したら，1分ほどそのまま留置します．
10. ブジーを抜去します．
11. 再び内視鏡を挿入して狭窄部を観察し，出血，穿孔の有無をみます．少量の出血であれば，通常は自然止血されます．
12. 内視鏡を抜去し，終了します．

内視鏡的食道拡張術のケア（バルーン拡張術について）

準備機器・物品

- X線透視装置，酸素配管またはボンベ，吸引器，救急カート
- 心電図・血圧・血中酸素濃度モニター
- 拡張用バルーンチューブ，非血管系バルーン用加圧器（**図6**）
- 処置用内視鏡
- 18G針，20mL注射器，ガスコン®水，ガーグルベースン，マウスピース，キシロカイン®ゼリー，8%キシロカイン®スプレー，ガーゼ，防水シーツ，バスタオル，安楽枕，鈴（必要時）

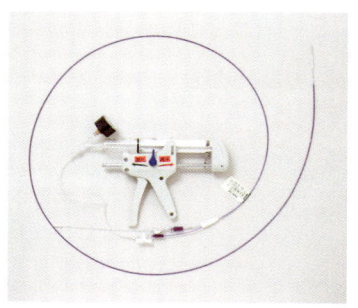

図6 非血管系バルーン用加圧器

治療前のケア

①患者さんの情報を収集します．

POINT
- 既往歴，感染症・薬剤アレルギーの有無，通常のバイタルサイン
- 抗凝固薬・抗血小板薬服用の有無（p.76参照）
- 拡張術が初回か否か
- 狭窄の部位，長さ，程度
- 狭窄部より遠位側の消化管状況
- 悪性食道狭窄の場合は，瘻孔形成の有無，気管・気管支狭窄の有無と程度

②前日21時以降は絶食としてもらいます．
③吸引や酸素，必要物品の準備を行い，内視鏡の作動を確認します．
④患者本人であることをIDカードおよびフルネームで確認します．
⑤目的にあったサイズのバルーンを用意します．

POINT 非血管系バルーン用加圧器のシリンジに造影剤と蒸留水の混合液を注入して準備しておく．

⑥感染防止のために防水エプロン，サージカルガウン，マスク，ゴーグル，グローブを装着します．

🔆 治療中のケア

①経口内視鏡検査時と同様に咽頭麻酔を行います．
②ある程度苦痛を伴う検査であるため，鎮静薬を使用するのが望ましいです．鎮静薬を使用する際は，静脈ラインを確保します．
③左側臥位とし，マウスピースを着用してもらいます．鎮静薬を投与します．

POINT
- 背中や膝の間に安楽枕を挿入するなど楽な体位の工夫をする．
- 患者さんの呼吸・意識状態，バイタルサインを観察する．また，出血の可能性があるため，救急カートの準備をしておく．
- 鎮静薬を使わない場合は，患者さんに鈴を持たせ，拡張時に痛みがある場合は声が出せないために鈴を鳴らすようにしてもらう．

④内視鏡を挿入後，拡張用バルーンを鉗子孔より挿入する際に，鉗子孔およびバルーン先端に潤滑剤（キシロカイン®ゼリーなど）を塗布します．

POINT
内視鏡挿入後，口腔内に溜まった唾液を吸引する．狭窄部に溜まった唾液が，治療中に多量に分泌されることがある．治療の妨げにならないように，素早く吸引する．

⑤バルーン拡張中の患者さんのバイタルサイン，呼吸状態，意識状態を観察します．

POINT
治療はくり返し行われるため，バルーンのサイズ，バルーン拡張時の圧，患者さんの状態を記録に残し，継続看護に生かす．

⑥内視鏡で狭窄部の拡張状態，出血，穿孔がないことを確認し，内視鏡を抜去し，終了します．

🔆 治療後のケア

①拡張後，咽頭麻酔の影響がとれる1時間後までは経口摂取をしないよう伝えます．
②出血，穿孔の徴候に注意が必要です．帰宅後，痛み，発熱，皮下気腫，黒色便などが出る場合はすぐに病院に連絡するよう伝えます．

POINT
- 患者さんへの連絡事項
  - 38℃以上の発熱は穿孔の可能性があるため，すみやかに病院に連絡するように伝える．
  - 唾液などが肺に流れ込む気道気管瘻が生じることがある．咳き込みや胸痛などがある場合は，すみやかに病院に連絡するように伝える．

消化器内視鏡診療における抗血栓薬の休薬基準

●消化器内視鏡診療に伴う抗血栓薬の休薬において，その基準となるおもな項目を以下の表にまとめます．

●抗血小板薬・抗凝固薬の休薬：単独投与の場合

単独投与	観察	生検	出血低危険度	出血高危険度
鎮痛薬に対する拮抗薬	◎	○	○	○／3～5日休薬
チエノピリジン	◎	○	○	ASA，CLZ 置換／5～7日休薬
チエノピリジン以外の抗血小板薬	◎	○	○	1日休薬
ワルファリン	◎	○ 治療域	○ 治療域	ヘパリン置換
ダビガトラン	◎	○	○	ヘパリン置換

◎：休薬不要，○：休薬不要で可能，／：または，ASA：アスピリン，CLZ：シロスタゾール

●抗血小板薬・抗凝固薬の休薬：多剤併用の場合
・生検・低危険度の内視鏡：症例に応じて慎重に対処する．
・出血高危険度の内視鏡：休薬が可能となるまでは延期が好ましい．投薬の変更は内視鏡に伴う一時的なものにとどめる．

	アスピリン	チエノピリジン	チエノピリジン以外の抗血小板薬	ワルファリン ダビガトラン
2剤併用薬	○／CLZ 置換	5～7日休薬		
	○／CLZ 置換		1日休薬	
	○／CLZ 置換			ヘパリン置換
		ASA 置換／CLZ 置換	1日休薬	
		ASA 置換／CLZ 置換		ヘパリン置換
			CLZ 継続／1日休薬	ヘパリン置換
3剤併用薬	○／CLZ 置換	5～7日休薬		ヘパリン置換
	○／CLZ 置換		1日休薬	ヘパリン置換
		ASA 置換／CLZ 置換	1日休薬	ヘパリン置換

○：休薬不要，／：または，ASA：アスピリン，CLZ：シロスタゾール

●内視鏡診療の出血リスク分類

①通常消化器内視鏡（事前に観察のみであることを患者に説明）
・上部消化管内視鏡（経鼻内視鏡を含む） ・下部消化管内視鏡（観察のみ） ・超音波内視鏡検査 ・カプセル内視鏡検査 ・内視鏡的逆行性膵胆管造影（切開なしで造影のみ）
②内視鏡的粘膜生検（超音波内視鏡下穿刺吸引術を除く）
③出血低危険度の消化器内視鏡
・バルーン内視鏡 ・マーキング（クリップ，高周波，点墨など） ・消化管，膵管，胆管ステント留置法（事前の切開なし） ・内視鏡的乳頭バルーン拡張術

④出血高危険度の消化器内視鏡
・ポリペクトミー（ポリープ切除術） ・内視鏡的粘膜切除術 ・内視鏡的粘膜下層剥離術 ・内視鏡的乳頭括約筋切開術 ・内視鏡的十二指腸乳頭切除術 ・超音波内視鏡下穿刺吸引術 ・経皮内視鏡的胃瘻造設術（経皮経食道も含む） ・内視鏡的食道・胃静脈瘤治療 ・内視鏡的消化管拡張術 ・内視鏡的粘膜焼灼術 ・その他

● 血栓症高危険度

①抗血小板薬関連
・冠動脈ステント留置後 2 か月内 ・冠動脈薬剤溶出性ステント留置後 12 か月内 ・脳血行再建術（頸動脈内膜剥離術，ステント留置）後 2 か月内 ・主幹動脈に 50％以上の狭窄を伴う脳梗塞または一過性脳虚血発作 ・最近発症した虚血性脳卒中または一過性脳虚血発作 ・閉塞性動脈硬化症で Fontaine3 度（安静時疼痛）以上 ・頸動脈超音波検査，頭頸部磁気共鳴血管画像で休薬の危険が高いと判断される所見を有する場合
②抗凝固薬関連
抗凝固薬の休薬に伴う血栓塞栓症は一度発症すると重篤であることが多いことから，抗凝固薬治療中の症例は全例を高危険群として対応することが望ましい． ・心原性脳塞栓症の既往 ・弁膜症を合併する心房細動 ・弁膜症を合併してないが，脳卒中高リスクの心房細動 ・僧帽弁の機械弁置換術後 ・機械弁置換術後の血栓塞栓症の既往 ・人工弁設置 ・抗リン脂質抗体症候群 ・深部静脈血栓症，肺塞栓症

（以上，藤本一眞ほか：抗血栓薬服用患者に対する消化器内視鏡診療ガイドライン．日本消化器内視鏡学会雑誌，54（7）：2073～2102，2012）

● 代表的な抗血栓治療薬

	商品名	一般名
アスピリン	バイアスピリン バファリン	アスピリン アスピリン
チエノピリジン系	パナルジン プラビックス	チクロピジン クロピドグレル
チエノピリジン以外の抗血小板薬	プレタール エパデール エパデール S アンプラーク ドルナー プロサイリン オパルモン プロレナール ロコルナール コメリアン ペルサンチン	シロスタゾール イコサペント酸エチル イコサペント酸エチル サルポグレラート塩酸塩 ベラプロストナトリウム ベラプロストナトリウム リマプロストアルファデクス リマプロストアルファデクス トラピジル ジラゼプ塩酸塩 ジピリダモール
抗凝固薬	ワーファリン プラザキサ イグザレルト	ワルファリンカリウム ダビガトラン リバーロキサバン

5 ポリペクトミー
polypectomy

⭐ ポリペクトミーとは

☀ 概要
内視鏡的ポリペクトミーは，内視鏡的粘膜切除術（EMR）のように粘膜下層に生理食塩液を注入せずに病変の切除を行う手技です．したがって，適応となる病変の形態は有茎性あるいは亜有茎性の病変です．大腸病変に対して施行されることが多くあります．

☀ 適応
10mm以下の有茎性，亜有茎性のみの病変が適応となります〈亜有茎性の病変はEMRあるいは内視鏡的粘膜下層剥離術（ESD）で行われることが多い〉．

☀ 禁忌
・出血傾向の強い症例．
・抗凝固薬，抗血小板薬の休薬ができない症例．
・全身状態が不良な症例．

☀ 手技手順（図1，実例を図2に示す）
1. 病変部が視野に安定できるかどうか，スコープを抜き差しして確認します．
2. 病変の基部に高周波スネアをかけます．出血が危惧される症例では，先に留置スネア，クリップを基部にかけて病変部を虚血状態にしてスネアをかける場合もあります．

POINT 高周波スネアのかけ方は，基部ギリギリ，病変部ギリギリは避ける．

3. 高周波スネアがかかったら，そのまま少し持ち上げて周囲組織に接しないように通電し，徐々に高周波スネアを締めていきます．

POINT 高周波スネアをあまり締めずに切除すると，スネア先端で正常粘膜を損傷することがあるので注意する．

4. 切除した病変部を回収ネットなどで回収します．

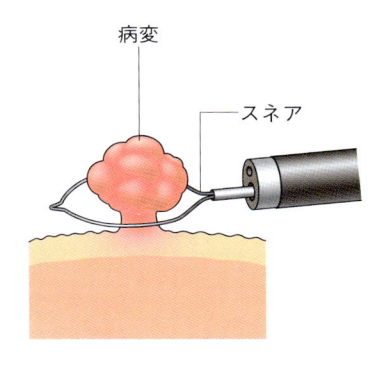

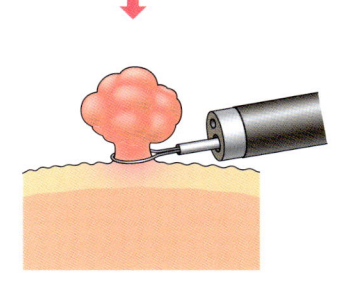

POINT 出血，穿孔（翌日などに起こる遅発性の穿孔もある）などの合併症に注意する．

病変
スネア

1〜2秒間通電して
スネアを締める

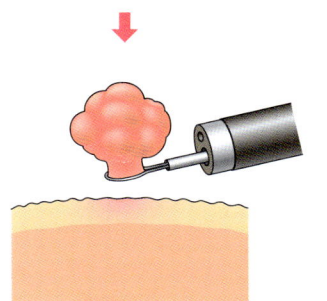

凝固波＋切開波など用いて
ポリープを切除する
病変の回収→組織検査

図1 ポリペクトミー

ここではポリペクトミーの概要，適応，禁忌，手技手順，ケアのポイントについて解説します．

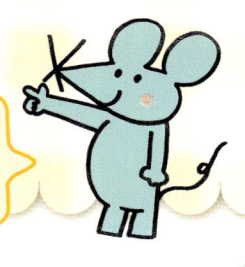

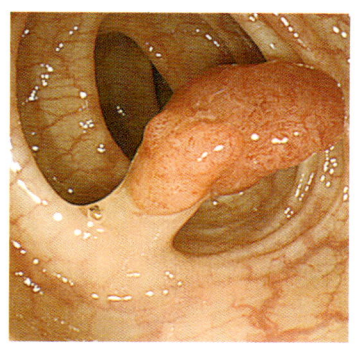

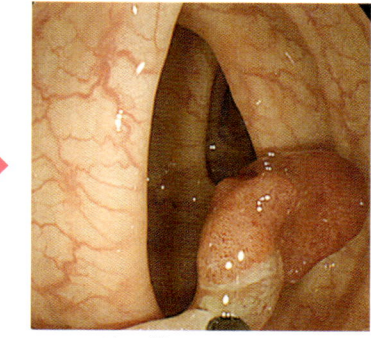

切除前　スメアリング
図2 ポリペクトミーの実際

★ ポリペクトミーのケア

☀ 準備機器・物品（図3）

処置用の内視鏡（医師に確認），高周波焼灼電源装置，スネア，止血用クリップ，回収ネット，留置スネア

POINT
亜有茎性の病変に対してはEMRに変更する場合もある．生理食塩液，局注針，病変の染色に使用するインジゴカルミンなど，EMRに必要な機器，物品も迅速に準備できるようにする（p.56参照）．

☀ 治療前のケア

①患者さんの情報収集，本人確認，ポリペクトミー同意書の確認，前処置や説明はEMRと同様に行います（p.56参照）．
②感染防止のために防水エプロン，サージカルガウン，マスク，ゴーグル，グローブを装着します．

☀ 治療中のケア

①前投薬（仰臥位），対極板の装着（左側臥位）などはEMR時と同様に行います．
②内視鏡を挿入後（医師），病変部を確認します．施行可能であると医師が判断すると，スネアが要求されます．

POINT
● EMRと同様に医師の指示に従ってスネアの開閉を行うが，有茎性の病変で茎が太いと，スネアを閉鎖したときに感じる抵抗が，通常のEMRで感じる抵抗より大きく感じられるので，抵抗の程度を医師に頻回に報告する．
● 大腸の有茎性ポリープでは，スネアを閉じて通電しても切除がなかなかできないケースがあり，また，切除直後に顕著な出血をきたす場合もある．クリップや留置スネアは，つねに素早く準備できるようにしておくことが肝要である．

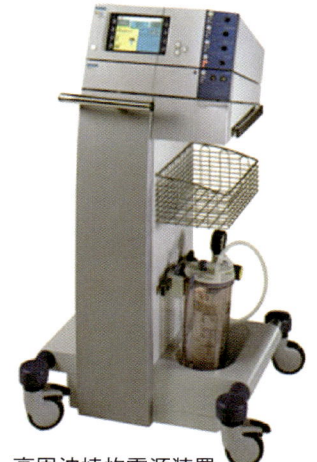

高周波焼灼電源装置

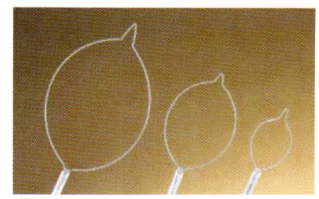

スネア

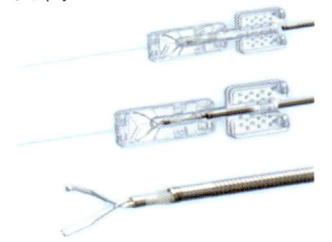

止血用クリップ

図3 ポリペクトミーに用いられるデバイス

③切除部分からの出血の有無を医師が確認し，止血が必要と思われる場合は止血用クリップ，止血用散布剤（トロンビン，アルギン酸ナトリウム，スクラルファートなど）が要求されるので準備し，指示に従って止血を行います．

> **POINT** 止血用クリップの使用数（アルゴンプラズマ凝固装置による止血では焼灼数）を記録する．

④治療時間は通常，内視鏡検査より長くなることが一般的なので，より多く患者さんへの声かけを行い，治療が順調に進行していることを伝え，不安感をできるかぎり和らげる努力をします．

治療後のケア

①EMRのケアに準じて行われますが，日帰りで切除が行われることもあります．安静時間，飲水，飲食の再開などの条件が厳守できる患者さんにかぎられます．

②出血や穿孔の合併症に注意します．

> **POINT**
> ●観察項目
> ・バイタルサイン
> ・悪心・嘔吐，腹部膨満感の有無
> ・腹痛，腹膜刺激症状の有無
> ・便の性状（病棟看護師が一緒に観察することを伝える）

大腸壁の穿孔に伴う急性腹膜炎

- 大腸壁の穿孔によって腹膜に消化管液の滲出や細菌感染による化学的刺激が生じると，防御反応として炎症が起こるものを腹膜炎という．
- 一般的には，腹部全体の圧痛のほか，嘔吐，高熱，腹部膨満，排ガスの停止などがみられるが，細菌の混合感染を伴う腹膜炎が腹腔内全体に及ぶと，重篤な汎発生腹膜炎となる．
- 有用な診断として，筋性防御がある．初期では腹壁の筋肉の緊張がみられる程度だが，病状進行とともに腹部全体が板のように硬くなる板状硬として現れる．また，腹膜炎が起こっている腹壁を手の平でゆっくり圧迫し，急に離したときに強い疼痛を訴える反跳痛（ブルンベルグサイン）も診断に有用な徴候である．
- 高齢者では疼痛や発熱が軽微なこともあるため，注意深い観察が必要である．

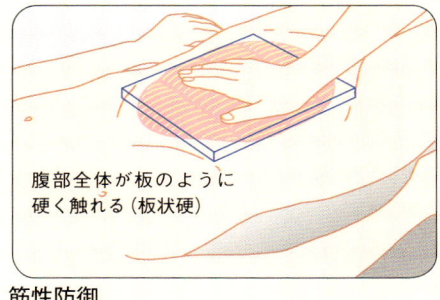

筋性防御：腹部全体が板のように硬く触れる（板状硬）

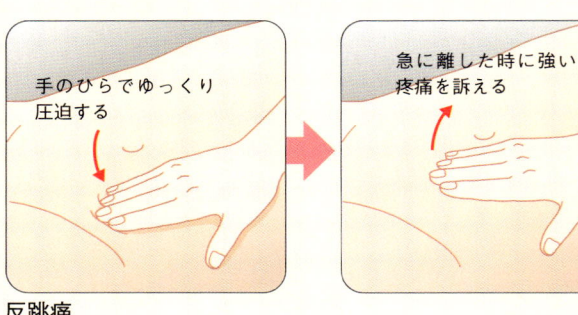

反跳痛：手のひらでゆっくり圧迫する → 急に離した時に強い疼痛を訴える

6 内視鏡的逆行性胆道ドレナージ術
endoscopic retrograde biliary drainage：ERBD

★ ERBDとは

概要
胆道の狭窄部位にステントを留置し，胆汁の通り道を確保する方法です．内視鏡的逆行性膵胆管造影検査（ERCP）とあわせて行われます．内瘻用のステントを留置して胆汁を十二指腸内に出す内瘻法（endoscopic retrograde biliary drainage：ERBD）と経鼻的に胆汁を体外へ出す外瘻法（endoscopic naso-biliary drainage：ENBD）があります．

適応
急性胆管炎，胆管結石，胆嚢炎，慢性炎症，胆道がん，膵臓がん，胆道損傷など，良性・悪性胆道狭窄（閉塞）症例が適応となります．

禁忌
- 急性膵炎は原則禁忌．総胆管結石の嵌頓による胆石性膵炎では適応となる．
- 全身状態が極端に不良な症例．
- スコープ通過が困難な食道・胃・十二指腸狭窄症例．
- 造影剤アレルギーによるアナフィラキシーショックの既往例．

以上，ERCPの禁忌に準じます．

手技手順（図1，実例を図2に示す）
1. 前処置など治療前手順はERCPと同様です．
2. ERCPの要領で胆管造影を行い，胆管狭窄部位の状態を見極めて狭窄部上流へガイドワイヤーを挿入します．

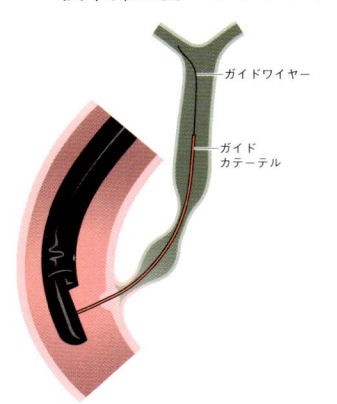

内視鏡で十二指腸乳頭部から胆管へガイドワイヤーを挿入．必要時，内視鏡的乳頭括約筋切開術（EST）を行う．

ガイドワイヤーにガイドカテーテルを通したステントを通して，ブッシングチューブで先進させる．

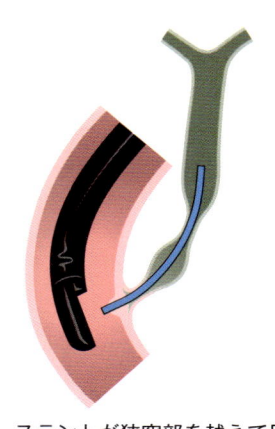

ステントが狭窄部を越えて目標地点まで達したところでガイドワイヤー，ガイドカテーテル，ブッシングチューブを抜いてステントを留置する．

図1 ERBDの手順

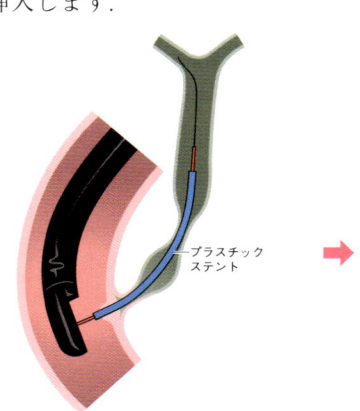

3. ガイドワイヤーにステントデリバリーを挿入し，留置します．
4. 治療中，治療後の手順もERCPと同様です．

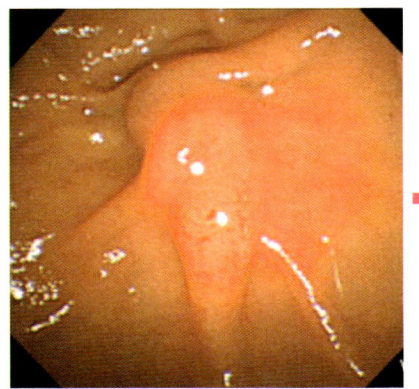

①乳頭部

②カテーテル挿入

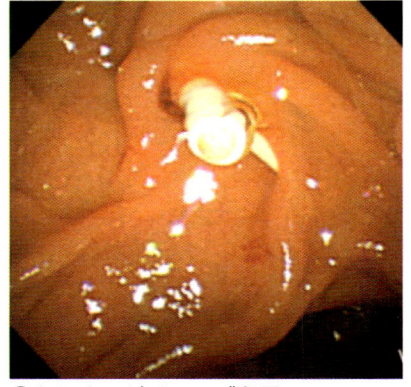

③ドレナージチューブ留置

図2 ERBDの実際例

❂ ERBDのケア

準備機器・物品（図3，4）

・十二指腸スコープ（後方斜視鏡），光源装置，患者監視装置，各種処置具（造影用カニューレ，ガイドワイヤーなど），造影剤，内視鏡TVモニター，X線TVモニター，X線防護衣，救急カート（緊急時の対応のため）

> **POINT** ガイドワイヤーを生理食塩液でフラッシュしておくと，滑りがよくなり操作がしやすくなる

・マウスピース，注射器，注射針，アルコール綿，潤滑ゼリー，生理食塩液，滅菌ボール，クランプ用鉗子，安楽枕，ガーグルベースン，雑ガーゼ
・表面局所麻酔ゼリー，ジメチコン（消化管ガス駆除薬），鎮静薬や鎮痙薬とその拮抗薬
・EST時：高周波発生装置，電極コード，対極板，パピロトーム（処置デバイス）

ここでは内視鏡的逆行性胆道ドレナージ術（ERBD）の概要，適応，禁忌，手術手技，ケアについて解説します．

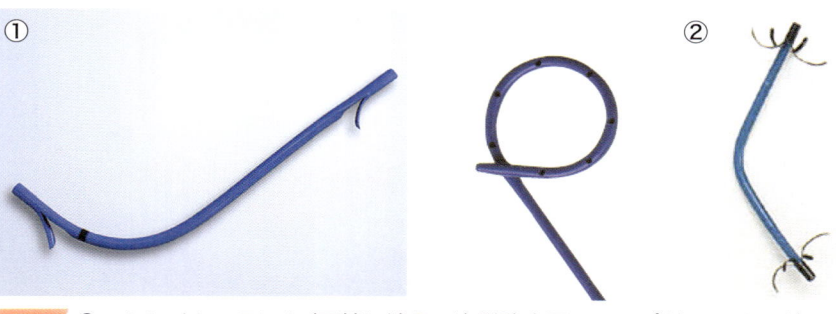

図3 ①ストレイトステント（両端に迷入・逸脱防止用フラップがついている），②ピッグテイルステント（両端のピッグテイルによって迷入・逸脱防止となる）

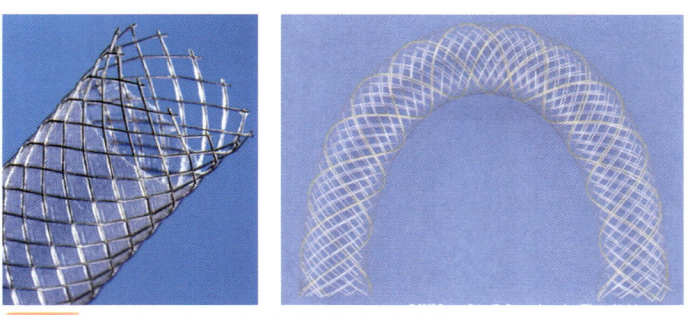

図4 メタリックステント（右はカバー型）

治療前のケア

①起こりうる偶発症や発症のリスクについて，十分なインフォームド・コンセントが必要です．以下を説明し，同意書を取得します．
・病名と病態
・ERCPにより得られる情報の有用性
・予想される偶発症の発生頻度と死亡頻度
・代替となるほかの方法
・治療を受けない場合の予後

②問診を行い状態を把握します．
・既往歴，合併症，薬剤アレルギーの有無

POINT ヨード造影剤によるアナフィラキシーショックの既往歴の有無を確認する．

・抗凝固薬，抗血小板薬服用の有無

POINT 抗凝固薬，抗血小板薬の注意点についてはp.76参照．

・血液検査（血算，生化学，凝固機能，感染症），胸腹部X線検査，心電図検査の施行
・患者監視装置によるモニタリング，バイタルサインのチェック

③ID番号やフルネームにより，患者本人の確認を行います．

④透視台に誘導し，腹臥位として顔は右側を向いてもらい，右胸部に小枕を入れて体位を固定します．
⑤EST時に高周波電流を使用するため，腰部，大腿部または下腿部に密着するようにディスポーザブルの対極板を装着します．

POINT 対極板（図5）は用いた電流を回収する装置．できるだけ術野に近く，かつ平坦で筋肉質の部位に装着する．高周波装置では対極板装着監視モニターなど安全システムが装備されているものが多いが，ない場合は対極板が剝がれていないかどうかの目視が重要．また，患者さんの肌が乾燥している場合に安全システムが作動しないことがあるが，保湿してから貼ると皮膚と対極板との間の抵抗が下がり，正常に作動するようになる．その他，患者さんの身体に金属類（ネックレス，義歯など）が装着されていないか再度確認する．術中に患者さんの身体が金属部に触れると，その場所がアースとなって火傷を起こすことになるので注意が必要である．

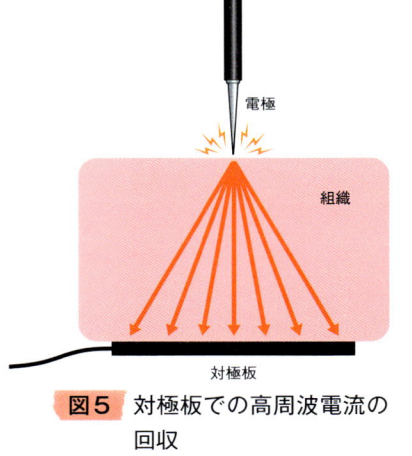

図5 対極板での高周波電流の回収

⑥医師の指示により，鎮静薬，鎮痙薬を投与します．

POINT 患者さんの意識・呼吸状態，バイタルサインの観察

⑦感染防止のため，サージカルガウン，マスク，ゴーグル，グローブを着用します．

🔆 治療中のケア

①術中の患者さんの状態を把握し，異常の早期発見に努める．
②ERCPによって，総胆管の狭窄の程度，範囲を確認する．

POINT 造影剤を使用するため，急変時対応に救急カートを備える．

③必要時，EST（あるいは内視鏡的乳頭拡張術）を行った後，狭窄の程度によってはバルーンを用いた狭窄部の拡張が行われることがあります．
④ガイドワイヤーを胆管内に残したまま，造影カテーテルまたはパピロトームを抜去する．医師の指示によるステント（太さ，長さ）を用意し，ガイドカテーテルをガイドワイヤーに通して，内視鏡画像やX線透視画像を見ながらゆっくりと進めます．
⑤X線透視画像でガイドカテーテルが胆管の狭窄部を越えたことを確認したあと，ステントを挿入します．
⑥医師がステントをプッシングチューブで押し出すように胆管内に入れ，留置します．

POINT ステントを胆管内に入れる際にガイドカテーテルを軽く手前に引くことで，十二指腸内でのプッシングチューブのたわみを解消できる．

⑦ステントが狭窄部を越えていることを確認してガイドワイヤー，ガイドカテーテル，プッシングチューブを抜きます．

⑧胆汁の流出を確認して，内視鏡を抜きます．

治療後のケア

①患者さんの身体状況，とくに腹痛や背部痛，腹部膨満感の有無を確認します．

POINT 造影剤の刺激などによって急性膵炎が起こることがある．重篤化することがあるため，帰室後の全身状態の観察，バイタルサインのチェックを十分に行う．急性膵炎の症状には持続する上腹部痛（背中を丸めると痛みが和らぐのが特徴），腹部膨満，悪心・嘔吐，発熱などがある．

②鎮静薬の影響による覚醒遅延，呼吸抑制などがある場合は，拮抗薬の投与を行います（医師の指示）．

③病棟看護師に治療過程，術中経過をできるだけ正確に申し送ります．

POINT 術式，バイタルサイン，モニターに変動があった場合の対応，治療に要した時間，出血の有無，留置したもの（その部位，大きさ・長さ），使用薬剤とその回数・量，トータルの in-out バランス．

④患者・家族に労いの言葉をかけます．

⑤透視台周囲の環境整備を行い，使用した内視鏡器具の洗浄・消毒を行います．

引用・参考文献
1) 日本消化器内視鏡学会：消化器内視鏡ハンドブック，日本メディカルセンター，2012．
2) 糸井隆夫編：胆膵内視鏡の診断・治療の基本手技，羊土社，2008．

内視鏡的乳頭括約筋切開術（EST）および内視鏡的乳頭バルーン拡張術（EPBD）

- ESTとは，十二指腸乳頭部から総胆管内にカッティングワイヤーが装着されているパピロトームを挿入して，乳頭括約筋を切開する方法である．
- 高周波装置を使うため，対極板を体表面に装着し，義歯，ネックレスなど患者さんが身につけている金属類ははずしてから行う．金属を含む貼用薬（狭心症治療薬のニトロダームTTSなど）は医師や放射線科に確認する．
- 抗凝固薬，抗血小板薬は休薬しておく必要がある．
- EPBDとは，バルーンカテーテルを乳頭部に留置し，開口部を広げる方法である．
- 出血のリスクが低いが，術後膵炎の発生頻度が高い．出血傾向や胃切除後，傍乳頭憩室などにより切開が困難な症例が適応となる．

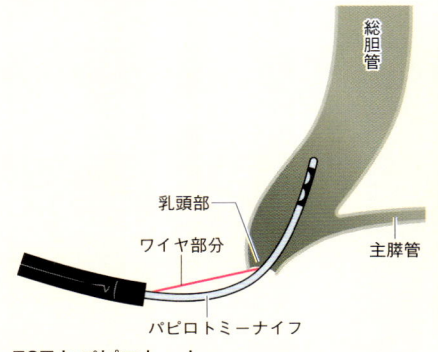

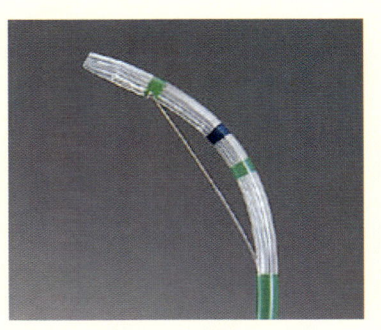

ESTとパピロトーム
刃に相当するワイヤー部分を弓矢のように張り（張りすぎない），乳頭部を電気切開する．

7 内視鏡的経鼻胆道ドレナージ術
endoscopic naso-biliary drainage：ENBD

ENBDとは

概要
内視鏡的逆行性胆道ドレナージ術（ERBD）と同様に，経鼻的なチューブを用いて外瘻化を行う体外ドレナージを目的としています．胆汁の性状，量を正確に把握できる，チューブの取りはずしが容易などの利点がありますが，鼻からチューブを出すことで患者さんに苦痛を与える，抜去の危険性があるなどの欠点があります．

適応，禁忌
ERBDと同様です（→p.81参照）．

手技手順
1. 前処置など治療前手順はERCPと同様．
2. ERCPの要領で胆管造影を行います．ガイドワイヤーを残して，造影チューブを抜去します．
3. 胆管狭窄の上流へガイドワイヤーを誘導します．
4. ENBDチューブをガイドワイヤーに通して挿入し，ENBDチューブの先端が目的のところに到達したら，その位置にENBDチューブを留置したままスコープを抜去します．その際，ENBDチューブが逸脱しないように，X線透視下で少しずつ抜きます（**図1**）．

POINT スコープが口腔外に出るとき，ENBDチューブを素早く保持する．唾液などで滑りやすくなっているので注意が必要．

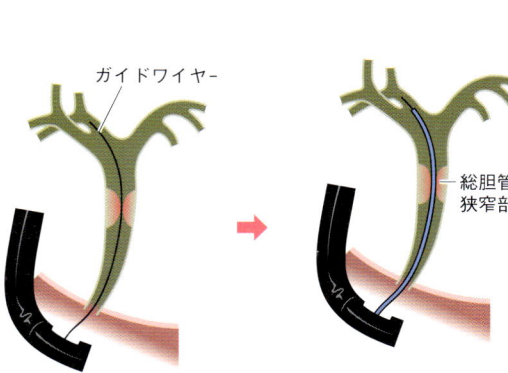

ガイドワイヤーを胆管内に留置する → ENBDカテーテルを挿入する → 透視画面で確認しながら，ENBDカテーテルを少しずつ押しながらビデオスコープを抜去してくる

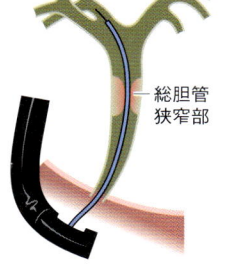

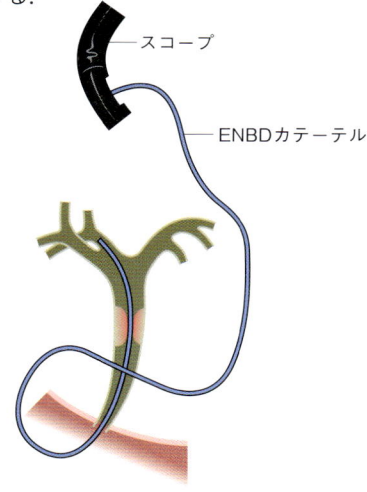

図1 ENBDの手技

> ここでは内視鏡的経鼻胆道ドレナージ術の概要，適応，禁忌，手技手順，ケアについて解説します．

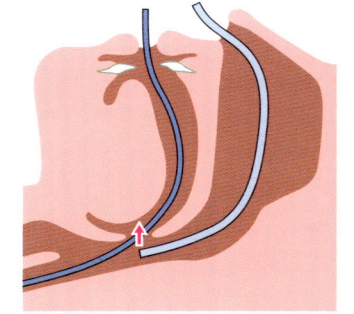

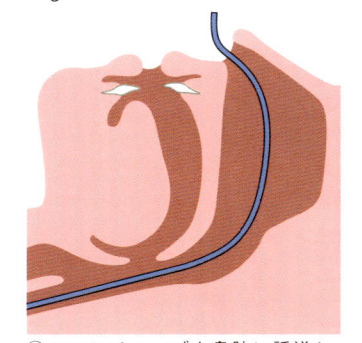

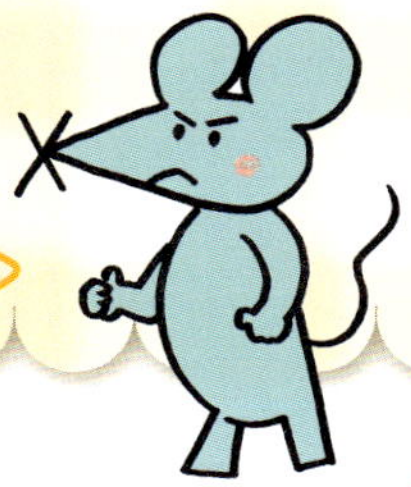

[5] 口腔から出たENBDチューブを鼻腔に誘導します（**図2**）．

[6] 鼻腔への誘導には，ネラトンカテーテル（潤滑剤塗布後）を鼻腔内に挿入し，舌を押さえてネラトンカテーテルが咽頭に達したら鑷子でつかみ，先端を口腔外に出します．ENBDチューブの先端をネラトンカテーテルの側孔または切断した先端部分に挿入し，鼻腔から出ているネラトンカテーテルを引き出します．

[7] X線透視を行い，ENBDチューブの走行を確認します．

[8] 鼻翼，頬，襟元の3点でENBDチューブを固定し，胆汁バッグに接続します．

POINT ENBDチューブの折れ，よじれは咽頭，舌，鼻腔内で起こりやすいので注意が必要．

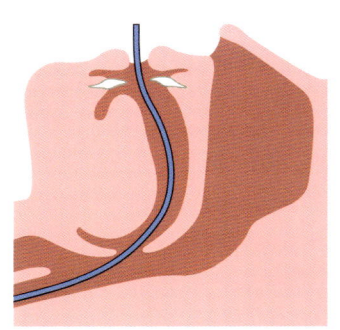

① ENBDチューブが口から出た状態
② 鼻腔からネラトンチューブを挿入する
③ 咽頭に達したネラトンチューブを口の外に出し，ENBDチューブの先端をネラトンチューブ内に挿入する
④ 鼻腔から出ているネラトンチューブを引き出す
⑤ ENBDチューブを鼻腔に誘導した状態

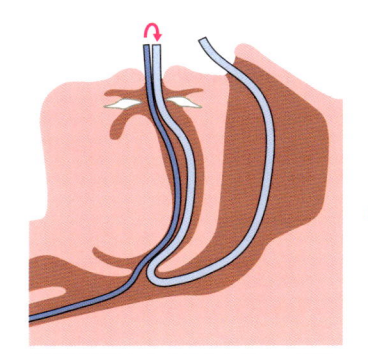

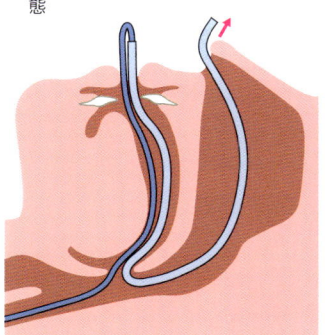

図2 鼻腔への誘導法

ENBDのケア

準備機器・物品

- ENBDチューブ（図4）
- それ以外はERBDと同様（p.81参照）

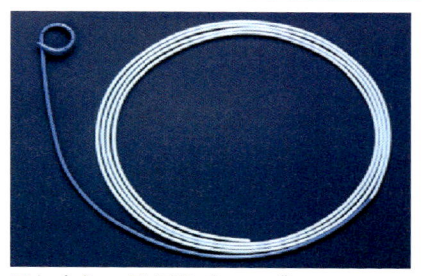

フレキシマENBDチューブ
図4 ENBDチューブ

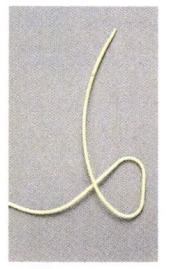

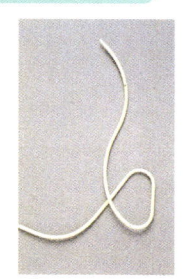

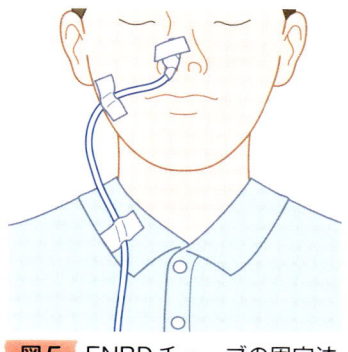

α型ENBDチューブ　　逆α型ENBDチューブ

ENBDの利点・欠点

利点
- 外瘻であるため，胆汁細胞診や胆汁培養検査をくり返し行うことができる．
- 胆汁量や性状を正確に把握できる．
- チューブ洗浄を行うことでチューブの閉塞を防止できる．

欠点
- 経鼻的留置なので高齢者などではチューブの自己抜去を生じる．
- チューブが長いため，ねじれや折れによるドレナージ不良から胆管炎を誘発する．

POINT 胆汁の排出に問題がないか，色調や量に異常がないか十分注意する．胆汁の色は黄褐色が正常．感染を起こしていると緑色になりやすい．ただし，バッグ内では酸化によって緑色となる．

治療前・中・後のケア

①ERBDと同様です（p.81参照）．
③ENBDチューブの自己・自然抜去に注意します．

POINT 患者さんの体動，不十分な固定によって自然抜去の危険性がある．鼻翼，頬，襟元の3点での固定が重要である（図5）．また，患者さんの意識状態，理解力から自己抜去するおそれもある．最小限の抑制が必要になることから，その必要性を患者さんやその家族に十分に説明し，了解を得る．

図5 ENBDチューブの固定法

胆管炎

- 胆汁のうっ滞により細菌感染が胆管に起こる状態をいう（胆嚢に起これば胆嚢炎）.
- 胆管の閉塞は胆石が原因であることが最も多いが，がんなどによっても起こる.
- 右上腹部痛，黄疸，発熱が急性胆管炎の徴候（シャルコーの3徴という）．これに意識障害とショック症状が加わるとレイノルズ5徴とよばれ，急性閉塞性化膿性胆管炎が疑われる．放置すれば敗血症，播種性血管内凝固（DIC）を続発するような危険な状態となる.

引用・参考文献

1) 日本消化器内視鏡学会：消化器内視鏡ハンドブック，日本メディカルセンター，2012.
2) 糸井隆夫編：胆膵内視鏡の診断・治療の基本手技，羊土社，2008.

> ENBDチューブは自己抜去や自然抜去に注意が必要です．

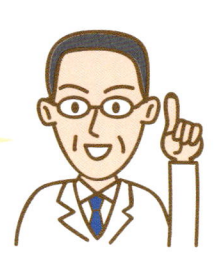

8 経皮内視鏡的胃瘻造設術
percutaneous endoscopic gastrostomy : PEG

⭐ PEGとは

概要
経口摂取不能，または困難な患者さんに対して胃に直接，栄養剤，水分，薬を投与できるように，内視鏡的に腹壁と胃の内腔の間に人工的な瘻孔を造設する治療法です．

適応
- **摂食・嚥下障害**
  - 脳血管障害，認知症などにより，自発的に経口摂取ができない場合
  - 咽喉頭・食道狭窄（咽喉頭がん，食道がん，胃噴門がんなど）
- **くり返す誤嚥性肺炎**
  - 経口摂取できるが，誤嚥をくり返す場合
  - 経鼻胃チューブ留置による誤嚥

禁忌
- **絶対禁忌**
  - 内視鏡通過ができない咽頭，食道狭窄
  - コントロール不能な出血傾向
  - 腹壁と胃前壁の間に腸管などの腹腔臓器が介在し，直接接触させることができない場合
- **相対禁忌**
  - 大量の腹水
  - 極度の肥満
  - 出血傾向
  - 胃手術の既往
  - それ以外の上腹部の開腹手術の既往　など

手技手順（プル法を例に）（図1, 2）
1. 患者さんを左側臥位とし，内視鏡を胃内まで挿入します．
2. 内視鏡を胃に挿入したら，患者さんを仰臥位にします．

POINT 仰臥位にすると唾液が咽頭に貯留し，また，嘔吐した際に誤嚥を引き起こすので，内視鏡の吸引とは別にいつでも口，鼻から吸引できるように吸引器，吸引チューブの準備をしておく．

3. 胃に十分送気を行います．この操作は，胃と腹壁が十分に接触するために必須の操作です．
4. 内視鏡で胃内から透過光を照らし，体表に赤色調の透過光が浮き出る場所を探します（イルミネーションサイン）．

POINT イルミネーションサインがみられない場合は，胃と腹壁の間に腸管などが介在していることが考えられるため，PEG造設を中止する必要がある．

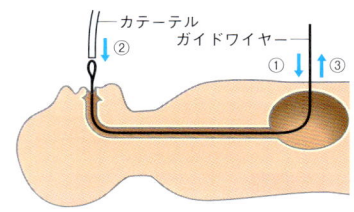

プル法
① 皮膚切開部から穿刺針を穿刺し，胃内にガイドワイヤー（あるいはループワイヤー）を送り込んでから，内視鏡で口腔外に引き出す．
② ループ状になったガイドワイヤーの先端にカテーテルを接続する．
③ 胃壁外のガイドワイヤーを引き出して，カテーテルを口腔から食道，胃内へ引っ張り込む．

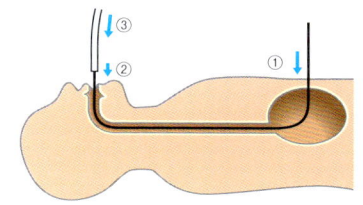

プッシュ法
① 皮膚切開部から穿刺針を穿刺し，胃内にガイドワイヤーを送り込んでから，内視鏡で口腔外に引き出す．
② ガイドワイヤーを中空になっているカテーテルの中に通す．
③ そのままカテーテルを押し込んでいく．

図1 プル法とプッシュ法

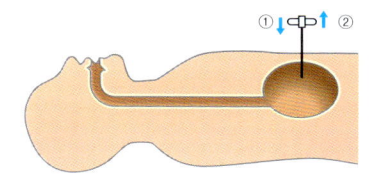

① 胃を穿刺し，ガイドワイヤーを挿入する．
② 拡張後，バルーンチューブ型のカテーテルをガイドワイヤーに沿わせて挿入留置する．

図2 イントロデューサー法

ここでは経口摂取不能, または困難な患者さんに対して, 人工的な瘻孔を造設し, 栄養や薬を投与する治療法であるPEGを解説します.

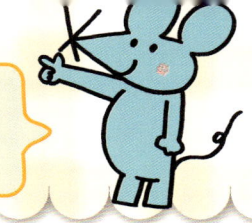

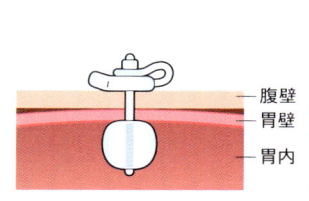

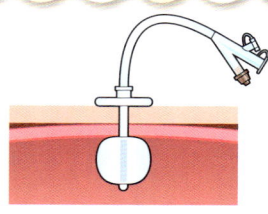

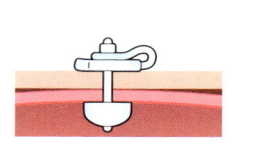

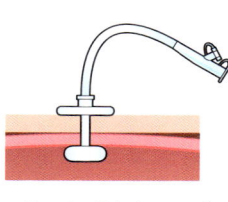

バルーン型ボタン　　バルーン型チューブ　　バンパー型ボタン　　バンパー型チューブ

図3 PEGカテーテルの種類

5. イルミネーションサインがみられれば, その部位を指で直接圧迫し, 内視鏡で胃壁が外から直接圧迫されることを確認します(フィンガーサイン).
6. イルミネーションサインの部位を中心に体表を消毒し, 覆布をかけ清潔野を確保します.
7. イルミネーションサイン, フィンガーサインのみられる部位を穿刺部位とし, 体表から腹壁に局所麻酔を行います. 麻酔を行いながら針を胃内まで進めることで, 正しい経路であることを確認し, 針を抜去します.
8. 穿刺部位の皮膚を1cmほど切開し, 皮下を十分に剥離しておきます.
9. 18Gセルジンガー針を同部位から穿刺し, この外筒を介してループワイヤーを胃内に挿入します.
10. 内視鏡の鉗子孔から挿入したスネアワイヤーでループワイヤーを把持し, 内視鏡とともに, スネアワイヤー, ループワイヤーを引き抜き, ループワイヤーを口から引き出します.
11. ループワイヤーとPEGカテーテル(**図3**)のリーディングワイヤーを連結させます.
12. 腹壁に挿入されているループワイヤーを引っ張り, 胃瘻カテーテルを口から食道, 胃に引き込みます. 胃瘻カテーテルの内部ストッパーが胃壁に密着するまで牽引します.
13. 内視鏡を再度挿入し, 内部ストッパーが適切に胃内壁に固定されていることを確認します. 出血の有無も確認します.
14. 胃瘻カテーテルを体表から約30cmのところで切断し, 外部ストッパーを体表から1cmほどのところまで挿入します. 外部ストッパーと体表の間にYガーゼを挿入し, 固定します.

POINT
- 内部, 外部ストッパーを過度に締めつけすぎると胃, 皮膚に潰瘍を形成するため, 適度な緩みをもたせることが必要である.
- 外部ストッパーが緩すぎると内部ストッパーが胃の蠕動により十二指腸まで進んで陥頓してしまうことがある(ボールバルブ症候群). 胃瘻が胃の前庭部に造設された場合に多くみられるため, 胃瘻は胃体部に造設するのが望ましい. また外部ストッパーが緩みすぎないように管理することが必要である.

15. PEG造設後は, 通常は翌日から白湯を投与し, 問題がなければ翌々日より薄めの栄養剤を投与し, 徐々に通常の濃度に上げていきます.

次頁にPEG造設の手順の実際を示します(**図4**).

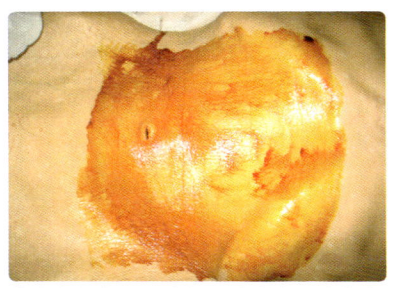

①患者さんの上腹部に消毒液を塗布する．

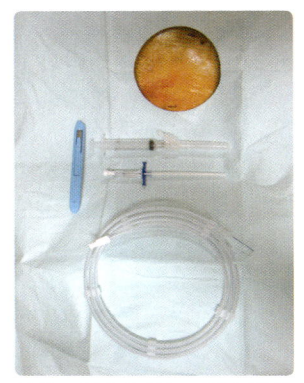

②サージカルドレープ上に必要器具を準備する．

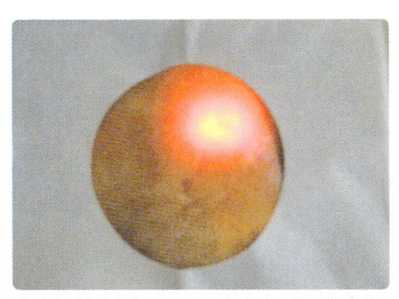

③内視鏡を挿入し，胃内から透過光を照らす（イルミネーションサイン）．

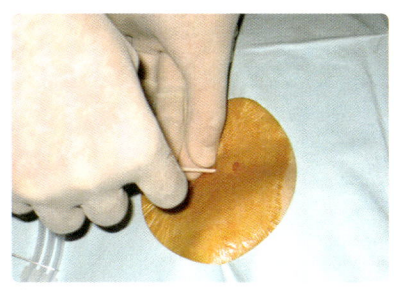

④イルミネーションサインとフィンガーサインのみられる部位を18Gセルジンガー針で穿刺し，ループワイヤーを胃内に挿入する．

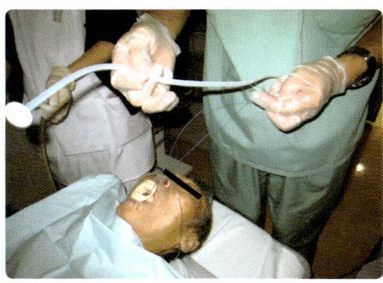

⑤ループワイヤを口から引き出し，胃瘻カテーテルのリーディングを連結させる．

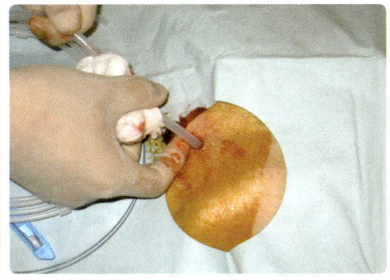

⑥ループワイヤー胃瘻カテーテルの内部ストッパーが胃壁に密着するまで引っ張る．

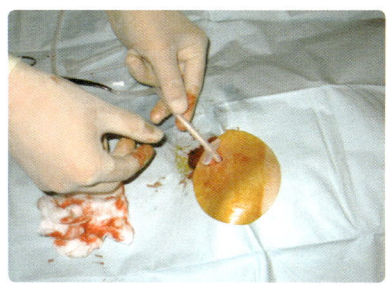

⑦体外に出した胃瘻カテーテルに外部ストッパーを取りつける．

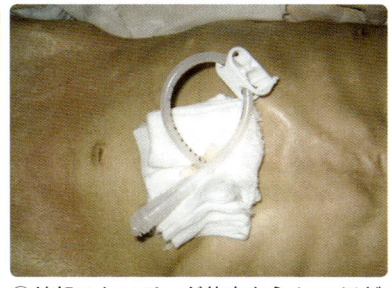

⑧外部ストッパーが体表から1cmほどのところまで，胃瘻カテーテルを体内に挿入する．外部ストッパーと体表との間にYガーゼを入れて固定する．

図4 PEG造設の手順

✪ PEGのケア

準備機器・物品

- 直視型内視鏡，光源，マウスピース，咽頭局所麻酔薬（8%キシロカイン®スプレー），潤滑ゼリー，ジメチコン（ガスコン®）
- 指示されたPEGキット（図5），皮膚消毒薬（ポビドンヨード），皮膚局所麻酔薬（1%キシロカイン®），シーツ，タオル，ガーグルベースン，紙おむつ
- 麻薬（鎮痛薬），鎮静薬，鎮痙薬，拮抗薬
- 心電図モニター，自動血圧計，動脈血酸素飽和度モニター，酸素，吸引セット
- 救急カート

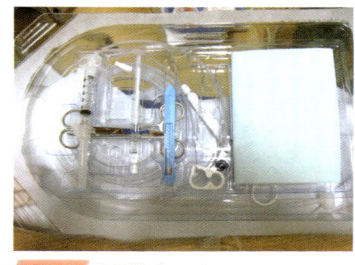

図5 PEGキット

治療前のケア

① 術前に腹部単純CTを撮影しておき，胃と腹壁の間に腸管などほかの腹腔臓器が介在していないことを確認しておくことが望ましいです。

② 患者さんに医師から治療の目的や必要性・リスクについて説明されていることを確認し，PEG同意書を取得します。

③ 治療前の食事，インスリン製剤，抗凝固薬・抗血小板薬などの服用の有無，およびそれらに関する医師の指示を確認します。

POINT
- PEGを造設する多くの患者さんは経口摂取をしていないが，経鼻胃チューブから栄養剤を投与している患者さんに関しては，前日21時以降は栄養剤を投与しない．
- 抗凝固薬・抗血小板薬の休薬についてはp.76参照．

④ 行われる手技や使用薬剤を医師に確認し，必要な物品・薬剤を準備します。

⑤ 患者さんに治療の流れ，治療後の飲水・飲食，安静時間などを説明します。

⑥ 口腔内の常在菌による創感染予防のため，口腔ケアを行います。

⑦ 血管を確保し，輸液を行います（医師の指示）。

POINT 鎮静薬の投与後や急変時対応のために，原則として細胞外液の輸液投与を行う．

⑧ 必要時，腸管内圧を下げるために浣腸を行う。

⑨ 排尿を済ませていることや，義歯やネックレスなどの金属類を装着していないことを確認します。

⑩ 患者さんを仰臥位とし，咽頭麻酔，鎮静薬などを投与します。

POINT 咽頭麻酔，鎮静薬，鎮痙薬投与に関しては，個々の患者さんの状態に応じて判断する．PEGを造設する患者さんは，意識レベルの低下や医療者の指示に従うことが困難な状況にある場合も多い．必要に応じて鎮静薬，咽頭麻酔の程度を判断すべきである．鎮痙薬に関しては，胃の蠕動抑制のために可能ならば投与すべきである．

⑪患者さんを処置台に乗せ，左側臥位とします．
⑫感染防止のために，防水エプロン，サージカルガウン，マスク，ゴーグル，グローブを装着する．

☀ 治療中のケア

①患者さんの上腹部を露出し，消毒薬で汚れないように両脇に処置用シーツを敷きます．
②治療中の血圧，酸素飽和度，心電図，脈拍のモニタリングは必ず行います．

POINT
- 医師は治療に集中しているため，治療中には患者さんの状態把握ができない．看護師はつねに患者さんの状態を把握し，異常の早期発見に努める．
- PEG施行時は鎮静薬・鎮痛薬を使用するので，呼吸抑制が起こりやすい．動脈血酸素飽和度が90％以下になった場合は，酸素投与の準備をして医師の指示を受ける．
- その他，舌根沈下の有無，胸郭の動きなどを確認する．

③PEG用カテーテルの内部・外部のストッパーでの固定で大切なことは，締めつけの程度を確認することです（図6）．

POINT 余裕のない締めつけは皮膚潰瘍やバンパー埋没症候群を引き起こす（図7）．

④胃瘻周囲の消毒液をデトキソール®やエタノールなどで拭き取り，外部ボタンをテープで固定します．
⑤必要時，拮抗薬による鎮静解除を行います（医師）．

POINT
- 患者さんに声かけを行い，意識レベル，バイタルサインを確認し，医師に報告する．酸素投与を中止する（医師の指示）．
- 覚醒が不十分なことによる転倒・転落に注意する．

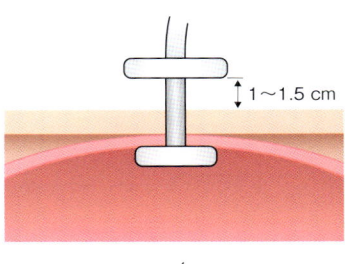

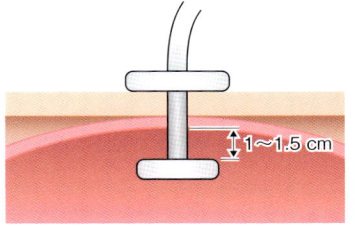

図6 造設後のストッパーと皮膚・胃粘膜の距離

バンパーの埋没の発生

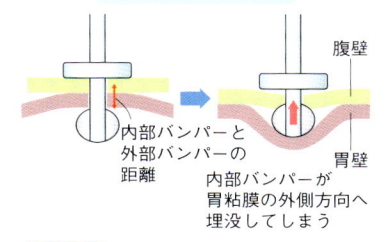

図7 締めすぎた外部バンパー
余裕のない締めすぎは，皮膚潰瘍やバンパー埋没症候群を起こす．

治療後のケア

①患者さんの意識状態，呼吸状態，血圧などのほかに，腹痛，腹部膨満感，悪心・嘔吐の有無，胃瘻チューブ周囲の皮膚状況などを確認します．

POINT 予想される合併症には，出血，腹膜炎，挿入部からの栄養剤漏出，挿入部周囲皮膚炎，胃食道逆流，誤嚥性肺炎，下痢，便秘などがある．

②術操作による胃内からの出血に対して，ドレナージを行うことがあります．排液バッグなどを装着し，排液の性状や出血量などを確認します．

③医師に安静度，飲水・飲食，内服開始の時期を確認し，患者さんに伝えます．

④病棟看護師に治療過程，術中経過をできるだけ詳しく申し送ります．

POINT 行った処置，使用薬剤，患者さんのバイタルサインの経時的変化などを申し送る．

⑤内視鏡検査台周囲の環境整備を行い，使用した内視鏡器具の洗浄・消毒を行います．

〔ここから病棟看護師〕

⑥胃瘻チューブを自己抜去する危険性のある患者さんには，腹帯をする，患者さんの手にミトンをあてるなどの対策が必要となります．

⑦造設後，2週間後の瘻孔完成までは，瘻孔部からの出血や腹膜炎の出現に注意が必要です．

⑧2週以降になっても挿入部からの栄養剤漏出，挿入部周囲皮膚炎，胃食道逆流，誤嚥性肺炎，下痢，便秘などが起こる可能性はあります．患者さんや家族からの訴えや造設部位の状態に注意します．

⑨2週以降では瘻孔が完成しているので，誤抜去が起こっても別のネラトンチューブなどを挿入して一時的に瘻孔を確保しておくことは可能です．

POINT 抜けたまま放置するとすぐに瘻孔が閉鎖するので，在宅時には家族に誤抜去時の処置について指導しておく．

⑩瘻孔完成後は，瘻孔をつねに露出したままでよく，そのまま入浴することも可能です．

PEG造設後のスキンケア

● PEG造設直後から1日目までの期間
- 胃壁に浮腫が生じるために，ストッパーによる圧迫が過度となる．そのため，ストッパーを通常より約0.5〜1.0cmほど緩める必要がある．
- PEG造設時の血液が凝結して瘻孔に付着していることが多いため，生理食塩水でガーゼなどを湿らせて拭き取る．その後，周囲皮膚を消毒してガーゼを貼付する．このとき，ガーゼと外部ストッパーのあいだにゆとりがあることを確かめる．
- ガーゼをテープで固定するが，テープによってもスキントラブルをまねく危険性があるため，接着部の皮膚の清拭，テープの接着位置を毎回変える，テープを引っ張って貼らない，テープ貼付部に被膜剤を塗布する，などの工夫が必要である．

● 造設後2日目〜1週間
- この時期も1日1回は瘻孔周囲を消毒し，ガーゼを貼付する．
- 術後3〜4日目には，外部ストッパーを約1.0〜2.0cmほど緩める．ただし，外部ストッパーは皮膚にぎりぎり接する程度でカテーテルを固定する．

● 造設後1週以降〜2週間
- 異常がない場合は消毒やガーゼが不要となるが，毎日1回の観察は必要である．
- 皮膚を清潔に保つために，皮膚洗浄料を用いて瘻孔周囲皮膚を洗浄し，その後，白湯（微温湯）で流す．
- シャワー浴に際し，瘻孔部をフィルムドレッシング材で保護する必要がなくなる．
- 滲出液や栄養剤の漏れによる汚染がある場合はガーゼを使用するが，わずかな汚れならばティッシュペーパーをこより状にしてカテーテルにマフラーのように巻く方法もある．

● 瘻孔完成後
- そのまま入浴して瘻孔周囲を洗浄する．
- 入浴後は清潔なタオルで拭くだけでよい．ドライヤーを使っての乾燥など，カテーテルを損傷させるようなことはしない．
- わずかに栄養剤の漏れや消化液の漏出がみられる場合は，皮膚に撥水性の軟膏やスプレーを塗布して保護する．

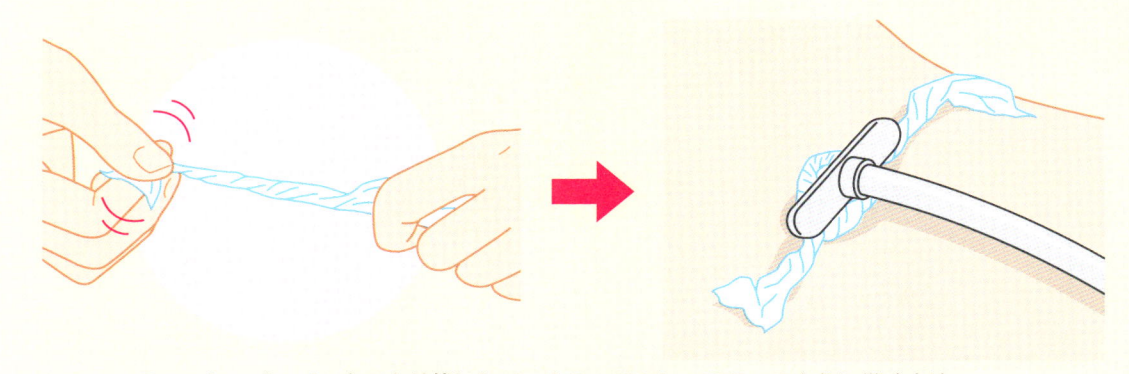

ティッシュペーパーをこより状にして，カテーテルにマフラーのように巻く方法

9 内視鏡的止血法

★ 内視鏡的止血法とは

概要
食道・胃からの出血, 大腸からの出血が疑われる場合に行われる緊急内視鏡検査による止血法です.

適応
①現在, 出血が持続している状態の活動性出血を認める症例
②現在, 活動性出血はないが, 露出血管がみられ, 再出血のリスクが高い症例

禁忌
以下の危険な状況に陥ることが予測される場合が禁忌となります.
・全身状態が著しく悪い症例
・重篤な呼吸器・循環器疾患を合併している症例
・著しい出血傾向がある症例

内視鏡的止血法の種類
内視鏡的止血法には表1のような方法があります. 代表的な方法は以下のとおりです.

クリップ止血法
胃・十二指腸潰瘍出血や大腸憩室からの出血などに頻用されます. 潰瘍から露出する血管を把持, 結紮する方法です (図1). クリップ装置, クリップを準備します. 筆者の施設では, 簡便にクリップの装着ができるワンタッチクリップを採用しています.

純エタノール局注法
胃・十二指腸潰瘍出血の止血の際に行う止血法です. 局注針, 99.5%純エタノール, ツベルクリン皮内注射器 (1mL) を準備します. 出血している血管周囲に局注し, エタノールの脱水固定作用によって血管内

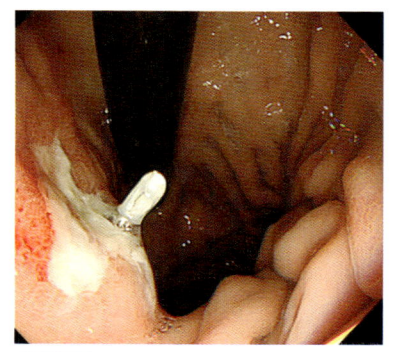

図1 胃潰瘍出血に対するクリップ止血法

表1 内視鏡的止血法の種類

薬物局注法	・高張Naエピネフリン (HSE) 局注法 ・純エタノール局注法
機械的止血法	・クリップ止血法 ・バンド結紮法
熱凝固止血法	・高周波電気凝固法 ・ヒートプローブ法 ・マイクロ波凝固法 ・アルゴンプラズマ凝固法 (APC) ・レーザー照射法
薬物散布法	・トロンビン散布法 ・アルギン酸ナトリウム散布法 ・スクラルファート散布法

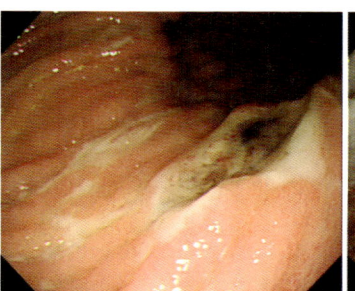

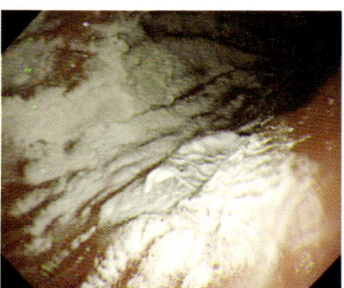

図2 多発胃潰瘍 (左) に対する局所止血剤 (アルギン酸ナトリウム, アルト®) 散布 (右)

径を小さくして止血します．

高張Naエピネフリン（HSE）局注法

10% NaCl，エピネフリン，局注針を準備します．出血している血管周囲に局注し，エピネフリンの血管収縮，高張Na液の周囲組織膨隆圧迫によって止血します．純エタノールほどの脱水固定作用が強くなく，24時間後，48時間以内に必ず2回目，3回目の内視鏡を行います[1]．

バンド結紮法

食道静脈瘤の治療に用いるデバイス（p.68参照）を非静脈瘤性出血に使用します．EVLデバイス，内視鏡先端装着キャップ，あるいはフレキシブルオーバーチューブを準備します．

その他

薬物散布法（**図2**），ヒートプローブ装置を使用するヒートプローブ法，マイクロ波凝固装置を使用するマイクロ波凝固法，アルゴンプラズマ凝固装置を使用するアルゴンプラズマ凝固法（argon plasma coagulation：APC，**図3**）があります．

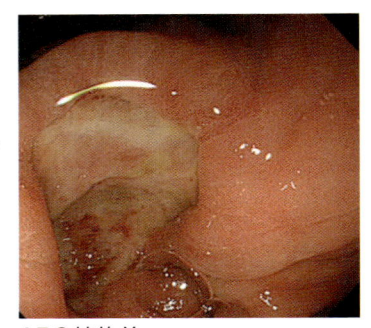

APC焼灼前

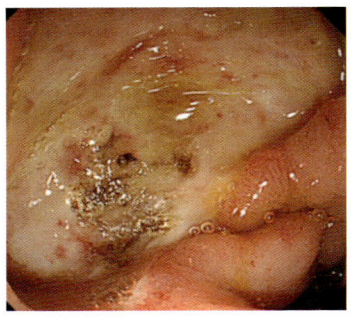

APC焼灼後

図3 アルゴンプラズマ凝固法（APC）

内視鏡的止血法のケア

準備機器・物品

- 内視鏡（血液の吸引と処置具が挿入できるもの），マウスピース，ガーグルベースン（大きいもの）
- 生理食塩液，ジメチコン（消化管ガス駆除薬），プロナーゼ®（胃内粘液の溶解除去），アドレナリン，抗コリン薬（ブチルスコポラミン臭化物，グルカゴン），鎮静薬，鎮痛薬，キシロカイン®スプレー，キシロカイン®ゼリーなど
- ディスポーザブル手袋，ゴミ袋，防水シーツ
- 洗浄チューブ（散布チューブ，洗浄チューブ）
- 注射器（1，2，2.5，5，10，20，50mLを各3〜5本）
- 吸引チューブ，胃チューブ
- 気管挿管セット，救急薬品セット，救急カート
- 患者監視装置
- その他，各止血法に必要な機器，器具，薬品

治療前のケア

① 救急外来や病棟からの申し送りを正確に把握し，同時に検査施行医師にすみやかに連絡をとり，止血方法を確認して迅速に的確な機器・器具などの準備を行います．
② 患者さん自身からの聴取が困難なことも多いので，同伴者からの問診も注意して行います（**表2**）．
③ バイタルサインのチェック，モニタリングの準備，点滴ルートの確保，気道確保の準備をすみやかに行い，医師の指示を待ちます．

> ここでは，大量の消化管出血が疑われる場合に行われる内視鏡による止血法を解説します．

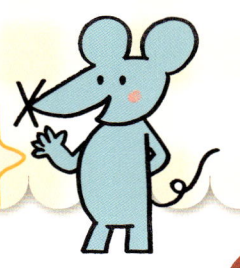

表2 出血状態の予測

吐血	鮮紅色	食道，胃・十二指腸からの急性大量出血
	コーヒー残渣様	少量出血が胃内に貯留し，時間が経過したもの
	疾患	露出血管を有する胃・十二指腸潰瘍，デュラフォイ潰瘍（粘膜欠損を伴う露出血管から大出血をきたす病変），急性胃粘膜病変（acute gastric mucosal lesion：AGML），マロリーワイス症候群，逆流性食道炎，胃がん，食道がんなど
血便	鮮紅色	左半結腸より肛門側での出血
	暗赤色	右半結腸より遠位側および小腸からの出血
	黒色便	上部消化管由来の出血（下血と定義される）
	疾患	出血性直腸潰瘍，大腸憩室出血，虚血性腸炎，炎症性腸疾患（潰瘍性大腸炎，クローン病，ベーチェット病），大腸がんなど

POINT
- 検査開始時まで患者さんへの声かけを頻繁に行い，意識状態の変化やバイタルサインの変化を随時医師に報告する．
- 患者さんがショック状態にあるのか，ショック状態になりうる危険性があるのかどうかの判断は重要である．患者さんに悪心やふらつきがみられるか，顔面蒼白，虚脱，冷汗，生あくびなどの症状があるか，脈拍数や呼吸数の増加，血圧や体温の低下などのバイタルサインの変化が目安となる．
- ショック対策として気道や点滴ルートの確保，輸液，輸血，心肺蘇生の準備を行う．
- 緊急外来からストレッチャーで搬送されるか否かの判断も重要であり，内視鏡室のベッドを準備する必要があるかどうか，できるかぎり迅速に判断して行う．

④医師の指示による前投薬を行います．

POINT
医師に余裕がないときもあり，患者さんの状態を正確に伝え，時には鎮静薬，抗コリン薬の投与を控えるように医師に進言することも必要であることを念頭におくべきである．

治療中のケア

①上部消化管内視鏡検査（あるいは下部消化管内視鏡検査）と同様の前処置を行い，患者監視装置などを装着し，バイタルサイン，動脈血酸素飽和度，一般状態の観察を行います．
②吐血を考慮し，顔の下に防水シーツなどを敷きます．大量の吐瀉物が予測されるときは，バケツを用意します．
③患者さんの無意識な体動に留意が必要です．
④出血源の確認に体位変換を行う場合は，誤嚥させないような介助を心がけます．
⑤処置を行うときの前後は，患者さんの状態変化が起こりやすいです．一般状態やモニター類の観察によって，異常の早期発見に努めます．異常がある場合はすみやかに医師に報告します．

治療後のケア

①患者さんの一般状態，バイタルサイン，動脈血酸素飽和度などをチェックします．
②患者さんやその家族に止血処置が終了したことを伝え，労いや励ましの言葉をかけます．
③おのおのの症例，検査医師の方針などで止血確認のための内視鏡検査時期や食事開始時期などが異なることがあるので，検査終了後，検査医師に今後のスケジュールに関して確認を行い，病棟看護師に申し送ります．

> **POINT** 胃内などに凝血塊が存在している場合は，処置後に吐血することがある．止血法や使用薬剤などとあわせて，その可能性についても病棟看護師に詳細に伝える．

④再出血に注意します．

> **POINT** 再出血は処置後24時間以内（とくに12時間以内）が多い．また，食事の開始によって誘発されやすくなるため，この間の患者さんの状態観察にとくに注意する．

抗コリン薬（効能：内臓などの痙攣除去および運動機能亢進）の禁忌・慎重投与

●抗コリン薬の禁忌と慎重な投与および注意を要する場合は以下のとおりです．

禁忌	出血性大腸炎	O-157や赤痢菌などによる細菌性下痢患者では症状の悪化，治療期間の延長をきたすことがある
	緑内障	眼圧を高めることがある
	前立腺肥大による排尿障害	排尿をさらに困難にさせることがある
	重篤な心疾患	心拍数を増加させることがある
	麻痺性イレウス	消化管運動を抑制させることがある
	アレルギー，過敏症の既往	病気によっては症状を悪化させることがある
慎重投与		心臓病，潰瘍性大腸炎，甲状腺機能亢進症，高齢者など
注意		フェノチアジン系やブチロフェノン系の抗精神病薬，三環系の抗うつ薬などを服用している場合は医師に報告する

引用・参考文献

1) 田村聡，北村匡，西元寺克禮：内視鏡的止血術．消化器内視鏡NOW 2004，丹羽寛文，田尻久雄，藤田直孝ほか編，p91，日本メディカルセンター，2004．

第4章

内視鏡検査・治療に関連する業務

内視鏡での感染対策
内視鏡の洗浄・消毒・滅菌

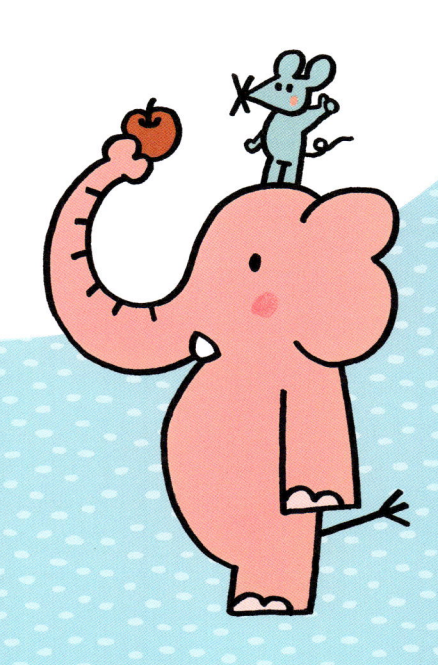

1 内視鏡での感染対策

★ 感染対策の重要項目

　内視鏡検査を通しての感染を防ぐために，患者さんの肝炎ウイルス検査，結核に罹患していないかの問診，検査を徹底しなければなりません．
　内視鏡検査時には，
①内視鏡機器の洗浄・消毒を1回の検査ごとに行う．
②検査開始時に，機器が清潔かどうかを確認する．
③内視鏡室全体をつねに整理整頓し，環境汚染を防ぐ．
④内視鏡検査にかかわる人員の健康維持を行う．
⑤内視鏡検査にかかわる人員に，内視鏡による感染を防ぐ意識を徹底させる．
これらの5項目について，定期的な確認を内視鏡室を運営する委員会などを設けて行うことが重要です．

◉ 内視鏡機器の洗浄・消毒

　内視鏡検査・治療は，直接体内に電子スコープなどの医療機器を挿入して行います．そのため，つねに感染のリスクを伴います．内視鏡機器の適切な洗浄・消毒を実施し，内視鏡を介した感染を防ぐことが重要です．
　詳しい洗浄・消毒方法については，次項を参照して下さい．

◉ 内視鏡機器の洗浄・消毒状況の確認

　「消化器内視鏡の洗浄・消毒マルチソサエティーガイドライン」では，内視鏡機器の洗浄・消毒工程の記録を推奨しています．
　記録に際しては，5W1Hに基いて洗浄・消毒工程を確認していくとよいでしょう（表1）．

◉ 内視鏡室の環境整備と個人防護具

　内視鏡周辺機器やモニター類，またドアノブなどは医療者や患者さんが触れる頻度が高いところです．そのため，低水準消毒薬で消毒して清潔を保ち，手を介した微生物の伝播を予防することが重要です．
　また，内視鏡室に従事する医療者は，個人防護具（personal protective equipments：PPE）の使用，ならびにスタンダードプリコーションを遵守し，感染対策を徹底する必要があります．そして，自身の健康管理にも留意し，媒介者とならないように正しい感染予防対策を行わなければなりません．

表1 内視鏡の消毒にかかわる5W1H

① When	いつ	日時
② Where	どこで	洗浄機 No.
③ Who	だれが	担当者
④ Whose	だれに	対象患者
⑤ What	何を	スコープ No., 漏水テスト
⑥ How	どうした	かかわる条件（薬物濃度，消毒時間，工程時間，アルコールフラッシュ，洗浄液交換日，フィルター交換日，自動洗浄消毒装置のメンテナンスなど）

（高橋陽一：洗浄・消毒記録（履歴管理）．技師＆ナースのための消化器内視鏡ガイド検査　治療　看護，p.79，学研メディカル秀潤社，2010 より引用）

2 内視鏡の洗浄・消毒・滅菌

★ 洗浄・消毒の具体的手順

　内視鏡の洗浄・消毒は，感染防止にとってきわめて重要です．用手的に洗浄する方法と，内視鏡洗浄消毒装置を用いて洗浄する方法がありますが，筆者の施設では3台の内視鏡洗浄消毒装置を使用して患者さん1例ごとに洗浄・消毒を行っています．以下に手順を示します．

☼ ベッドサイドの洗浄
　　（患者さんから内視鏡を抜去した直後の洗浄）

　患者さんから抜去した内視鏡は，光源装置に接続したまま，ただちにバケツに入れた酵素洗浄剤（エンドフレッシュ）を吸引して，洗浄します．

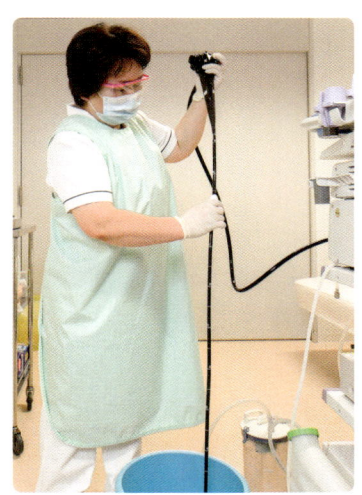

① 内視鏡の外表面をガーゼなどで拭き，付着した粘液や血液，汚物を除去する．

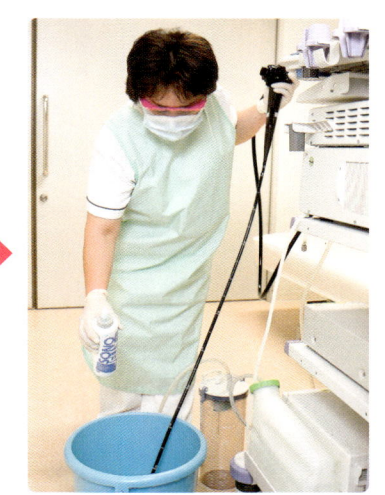

② 送気と送水を行い，吸引チャンネル内を洗浄する．

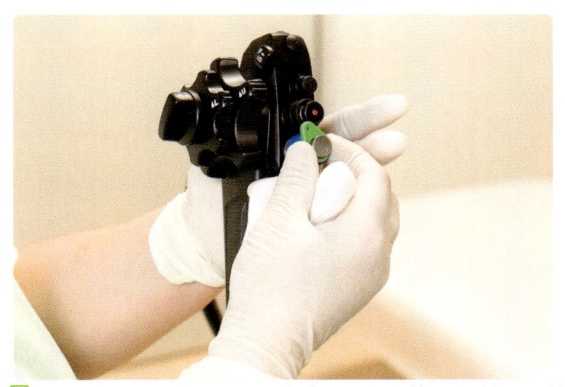

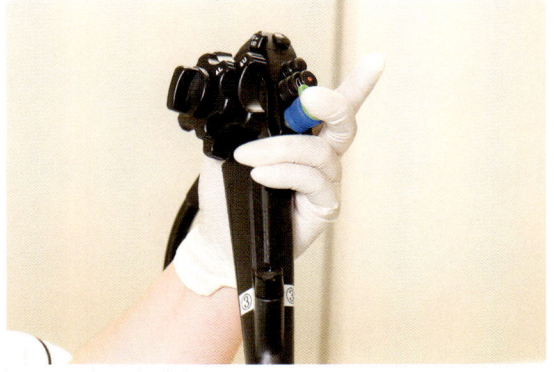

③ A/Wチャンネル洗浄アダプターを装着し，送気・送水チャンネルを洗浄する．
④ 内視鏡を光源装置からはずし，防水キャップを取り付ける．

内視鏡付属品の洗浄

1. 流し台で温水を流しながら，酵素洗浄剤を用いてスポンジやガーゼなどで内視鏡外表面の汚れを落とします（**図1**）．とくに内視鏡操作部・挿入部を入念に洗浄します．
2. 付属部品（送気・送水ボタン，吸引ボタン，鉗子栓）をはずし，酵素洗浄液で洗浄します．鉗子栓はとくに汚れが落ちにくいため，蓋を開けてブラシで洗浄したあとに，よくもみ洗いします．
3. 流水下での酵素洗浄液中でチャンネル掃除用ブラシを用いて吸引・鉗子チャンネルの3か所すべてのブラッシングを行います（**図2**）．この操作を怠ると感染事故が起こりやすいと考えているので，ブラッシングは感染予防の重要なポイントです．

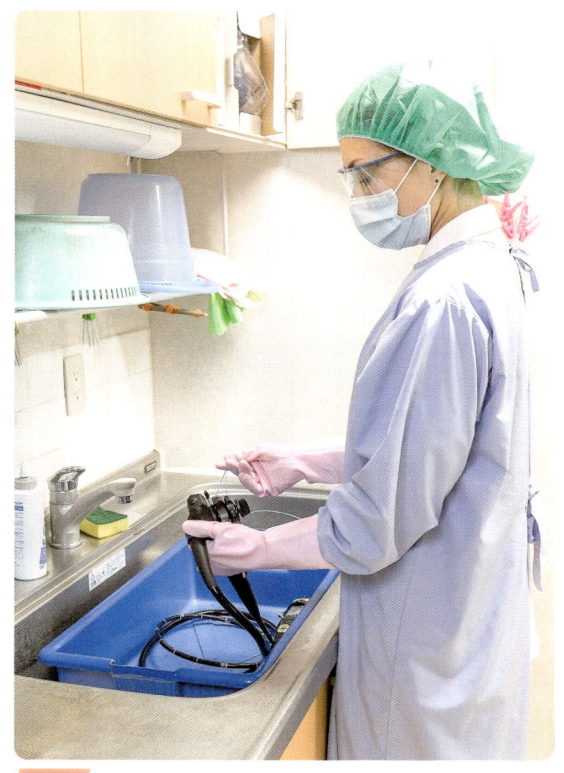

図1 内視鏡外表面の汚れを落とす

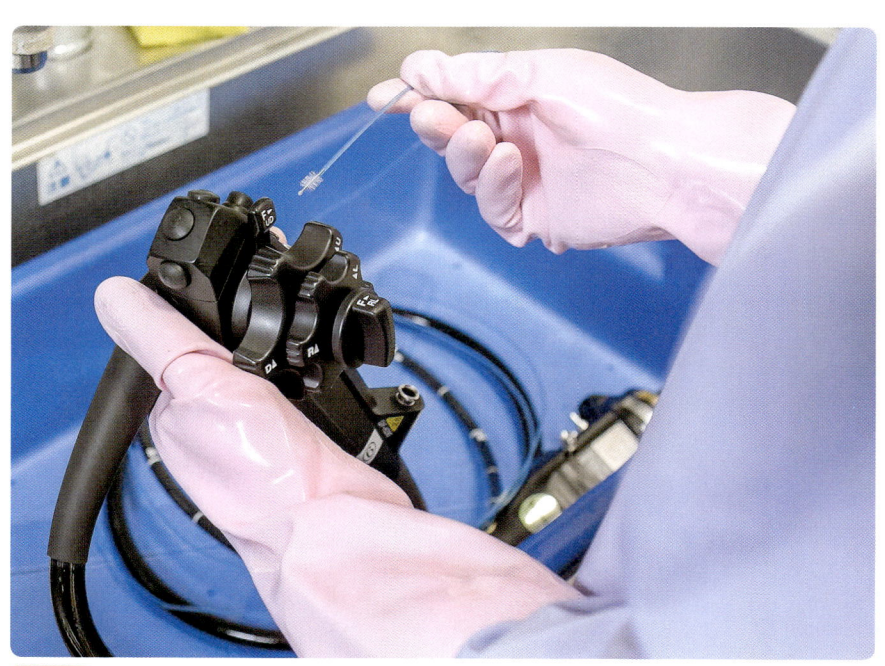

図2 専用のブラシで入念にブラッシングを行う

内視鏡洗浄消毒装置

吸引，送気・送水，鉗子チャンネルに洗浄チューブを確実に取り付け，吸引，送気・送水ボタンをセットして始動させます（**図3，4**）．このとき，内視鏡洗浄消毒装置に入っている洗浄前のスコープと，洗浄後のスコープの区別を明確にします．

処置具等洗浄

1. 生検鉗子，スメア，クリップ装置，把持鉗子，バスケット鉗子，マウスピース，その他の処置具などは流水で洗浄しますが，基本的には処置具はディスポーザル製品を使用するほうがよいです．
2. 洗浄後，フタラール（ディスオーパ®0.55％）に5分間程度浸漬し，流水で洗浄します．
3. 処置具用超音波洗浄装置で30分間洗浄した後（**図5**），オートクレーブで滅菌します．

内視鏡終了後の環境整備（患者さん1例ごと）

1. ベッド上をエタノール含浸ガーゼで拭き，消毒します．
2. 床，壁などが血液，体液で汚染されたときは，使い捨てタオルで拭き取り，次亜塩素酸ナトリウムで拭き取ります．

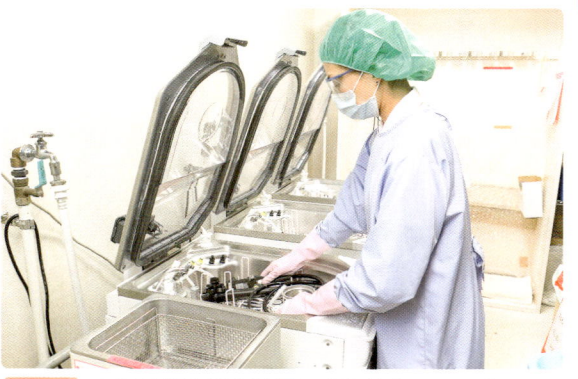

図3 内視鏡洗浄消毒装置に内視鏡をセットする

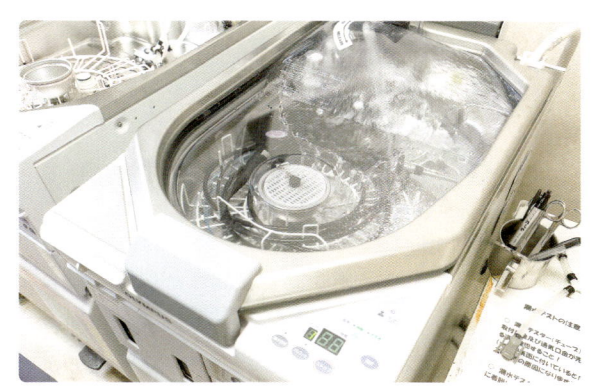

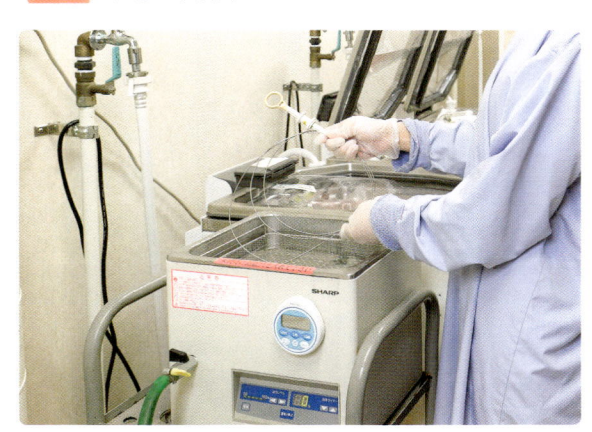

図4 洗浄を開始する

図5 処置具用超音波洗浄装置

洗浄担当者の防護具

内視鏡の洗浄・消毒時は，体液の曝露を防ぐために，ゴーグル，ガウン，マスク，手袋，キャップなどの個人防護具（PPE）の着用が推奨されています（**図6**）．

内視鏡洗浄消毒装置の自己消毒

内視鏡洗浄消毒装置を使用する場合，装置そのものを定期的に自己消毒する必要があります．

洗浄・消毒後の内視鏡の保管

内視鏡格納庫

洗浄後の内視鏡保管に際しては，送気・送水ボタン，吸引ボタン，鉗子栓などを装着せず，ハンガーにかけて専用の格納庫で保管します．内視鏡チャンネル内に水分が残存していることによって細菌が増殖することを防ぐために，必ず格納庫で保管するようにしましょう．

漏水テスト

内視鏡の保管に関する重要な項目として，漏水テストがあります．詳しくは日本消化器内視鏡技師会安全管理委員会による『内視鏡の洗浄・消毒に関するガイドライン（第2版）』に記されていますが，内視鏡の修理が必要か否かを判定するために重要なテストです．

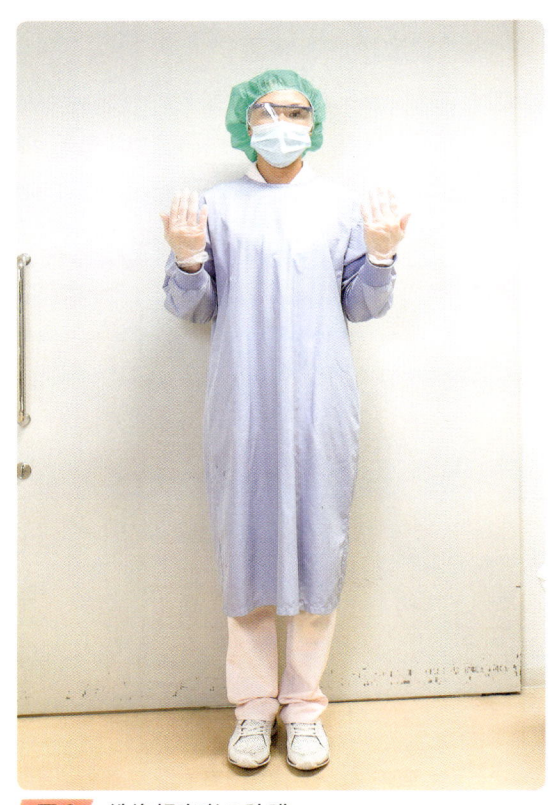

図6 洗浄担当者の防護

内視鏡に使用される消毒薬

内視鏡の消毒に用いられるおもな消毒薬を**表1**に示します．

表1 内視鏡の消毒に用いられる消毒薬

消毒薬	特徴
グルタラール[1]	一般細菌，抗酸菌，真菌，ウイルスなどに有効である
フタラール[2]	0.55％のものが市販されており，有機物存在下でも高水準の消毒が可能である
過酢酸[3]	過酢酸は分解しても有害物質を生じず，有機物中でも効果が低下しないが，金属腐食性が高く，内視鏡に使用できる程度のpH調節したものを専用洗浄消毒装置とともに使用する

引用・参考文献

1）小越和栄編：内視鏡の洗浄・消毒の実際，金原出版，p87-100，2002．
2）小越和栄編：内視鏡の洗浄・消毒の実際，金原出版，p110-117，2002．
3）小越和栄編：内視鏡の洗浄・消毒の実際，金原出版，p118-129，2002．

◆ 内視鏡に関する略語一覧 ◆

A		
ADL	activities of daily living	日常生活動作
AFI	auto fluorescence imaging	蛍光観察
AGML	acute gastric mucosal lesion	急性胃粘膜病変
APC	argon plasma coagulation	アルゴンプラズマ凝固法
AS	athoxysklerol	ポリドカノール製剤
ASIC	application specific integrated circuit	複数機能集積回路
ATP	adenosine triphosphate	アデノシン三リン酸
B		
BF	bronchofiberscopy	気管支ファイバースコープ
BLS	basic life support	一次救命処置
B-RTO	balloon-occluded retrograde transvenous obliteration	バルーン下逆行性経静脈的塞栓術
C		
CCD	charge coupled device	電荷転送電子
CDC	Centers for Disease Control and Prevention	米国疾病管理予防センター
CF	colon fiberscope	下部消化管内視鏡
CMOS	complementary metal oxide semiconductor	相補型金属酸化膜半導体
CO_2	carbon dioxide	二酸化炭素，炭酸ガス
CT	computed tomography	コンピューター断層撮影
CTPD	percutaneous transhepatic cholangio drainage	経皮経肝胆道ドレナージ
D		
DAVE	diffuse antral vascular ectasia	びまん性前庭部毛細血管拡張症
DBE	double balloon endoscopy	ダブルバルーン内視鏡
DIC	disseminated intravascular coagulation syndrome	播種性血管内凝固（症候群）
DICOM	digital imaging communications in medicine	医用画像記録規格
DNA	deoxyribonucleic acid	デオキシリボ核酸
DPC	diagnosis procedure combination	診断群分類別包括評価
DVD	digital versatile disc	DVD，デジタルデータの記録媒体（光ディスクの一種）
E		
EAM	endoscopic aspiration mucosectomy	内視鏡的吸引粘膜切除術
EBD	endoscopic biliary drainage	内視鏡的胆道ドレナージ術
EGJ	esophago-gastric junction	食道・胃接合部
EIS	endoscopic injection sclerotherapy	内視鏡的硬化療法
EML	endoscopic mechanical lithotripsy	内視鏡的機械的破石術
EMR	endoscopic mucosal resection	内視鏡的粘膜切除術
EMR-C	endoscopic mucosal resection using a cap-fitted endoscope	透明キャップを用いた内視鏡粘膜切除術
EMS	expandable metalic stent	管腔拡張用金属ステント
ENBD	endoscopic naso-biliary drainage	内視鏡的経鼻胆道ドレナージ術
ENPD	endoscopic nasopancreatic drainage	内視鏡的経鼻膵管ドレナージ術
EO	ethanolamine oleate	食道静脈瘤硬化療法薬
EPBD	endoscopic papillary balloon dilatation	内視鏡的乳頭バルーン拡張術
ERBD	endoscopic retrograde biliary drainage	内視鏡的逆行性胆道ドレナージ術

ERC	endoscopic retrograde cholangiography	内視鏡的逆行性胆道造影
ERCP	endoscopic retrograde cholangiopancreatography	内視鏡的逆行性膵胆管造影
ERPD	endoscopic retrograde pancreatic drainage	内視鏡的逆行性膵管ドレナージ術
ESD	endoscopic submucosal dissection	内視鏡的粘膜下層剥離術
EST	endoscopic sphincterotomy	内視鏡的乳頭括約筋切開術
EUS	endoscopic ultrasonography	超音波内視鏡
EUS-FNA	endoscopic ultrasound-guided fine-needle aspiration	超音波内視鏡下穿刺吸引
EVIS	endoscopic varicealography during injection sclerotherapy	内視鏡的静脈瘤造影下硬化療法
EVL	endoscopic variceal ligation	内視鏡的静脈瘤結紮術

F

FDA	Food and Drug Administration	米国食品医薬品局
FICE	flexible spectral imaging color enhancement	分光画像強調システム

G

GAVE	gastric antral vascular ectasia	胃前庭部毛細血管拡張症
GIF	gastrointestinal fiberscope	上部消化管内視鏡
GIST	gastrointestinal stromal tumor	消化管間質腫瘍

H

HA	histoacryl	フィブリノーゲンに第VIII因子を加えた外科手術時の生理的組織接着剤
Hb	hemoglobin	ヘモグロビン，血色素
HBV	hepatitis B virus	B型肝炎ウイルス
HCV	hepatitis C virus	C型肝炎ウイルス
HIS	hospital information system	病院情報システム
HIV	human immunodeficiency virus	ヒト免疫不全ウイルス
HP	heat probe	ヒータープローブ法，熱凝固法
HSE	hypertonic saline epinephrine	高張食塩(Na)エピネフリン溶液

I

IBD	inflammatory bowel disease	炎症性大腸疾患
ICLS	immediate cardiac life support	心停止蘇生トレーニング
ICU	intensive care unit	集中治療室
IDUS	intraductal ultrasonography	胆・膵管腔内超音波内視鏡
IHb	index of hemoglobin	粘膜ヘモグロビン濃度指標
INR	international normalized ratio	国際標準化
IPCL	intra-epithelial papillary capillary loop	上皮乳頭内毛細血管ループ
IRI	infra red imaging	赤外光観察
IVR	interventional radiology	インターベンショナル・ラジオロジー

L

LCD	liquid crystal display	液晶ディスプレイ
LED	light-emitting diode	発光ダイオード

M

MD-CT	multidetector computed tomography	マルチスライスコンピュータ断層撮影装置
ME	medical engineering	医用電子工学
MPR	multiplanar reconstruction	多断面再構成画像

MRCP	magnetic resonance cholangiopancreatography		磁気共鳴胆道膵管造影
MRI	magnetic resonance imaging		磁気共鳴画像
MRSA	methicillin-resistant *Staphylococcus aureus*		メチシリン耐性黄色ブドウ球菌
N			
NBI	narrow band imaging		狭帯域光画像システム
NSAIDs	nonsteroidal anti-inflammatory drugs		非ステロイド性抗炎症薬
NST	nutrition support team		栄養サポートチーム
O			
OGIB	obscure gastrointestinal bleeding		原因不明消化管出血
OMED	Organisation Mondiale Endoscopie Digestive		世界消化器内視鏡学会
OSCE	objective structured clinical examination		客観的臨床実技評価試験
OSHA	Occupational Safety and Health Administration		米国労働安全衛生管理局
P			
PEG	percutaneus endoscopic gastrostomy		経皮内視鏡的胃瘻造設術
PPE	personal protective equipments		個人防護具
PPI	proton pump inhibitor		プロトンポンプ阻害薬
PTCD	percutaneous transhepatic cholangio drainage		経皮経肝胆管ドレナージ
PTCS	percutaneous transhepatic cholangioscopy		経皮経肝胆管内視鏡検査
PTP	press through package		押し出し式薬物包装
Q			
QOL	quality of life		生活の質
R			
Rs	rectosigmoid		直腸S状結腸曲
S			
SAFE	system of auto fluorescence endoscopy		自家蛍光内視鏡／蛍光観察
S-B tube	Sengstaken-Blakemore tube		セングスターケン・ブレークモアチューブ
SBE	single balloon endoscopy		シングルバルン内視鏡
SD	sigmoid descending colon		S状下行結腸曲
SO-EIS	shunt occluded endoscopic injection sclerotherapy		胃腎シャント閉塞下硬化療法
SpO$_2$	pulse oxymetric oxygen saturation		経皮的動脈血酸素飽和度
T			
TAE	transcatheter arterial embolization		経カテーテル動脈塞栓術
U			
UPD	endoscope position detecting unit		内視鏡挿入形状観測装置
UPS	uninterruptible power supply		無停電電源装置
V			
VCE	video capsule endoscopy		カプセル内視鏡
W			
WGO-OMGE/OMED	World Gastroenterology Organisation-Organisation Mondial de Gastro-Enterologie/Organisation Mondiale Endoscopie Digestive		世界消化器病学会／世界消化器内視鏡学会
WOCN	wound ostomy and continence nurses		皮膚・排泄ケア認定看護師
X			
X-p	X-ray photograph		X線写真

INDEX

欧文

APC	98
CCD	8
DIC	89
EBD	81
EIS	24,66
EMR	20,24,56,72,78
ENBD	81,86
——チューブ	88
EPBD	85
ERBD	24,81,86
ERCP	13,20,24,50,81,86
ESD	12,24,61,72,85
EST	85
EUS	24,37
EUS-FNA	38
EVL	66
——デバイス	68
EZクリップ	58
FICE	16
IC	18
IDUS	39
IEE	14,16
ITナイフ	63
MRCP	50
NBI	16,57
Oリング	66,68
PEG	24,90
——カテーテル	91
PPE	102,106
S状結腸	48
V字鰐口型把持鉗子	58

あ行

悪性疾患	38
悪性腫瘍	56
アナフィラキシーショック	21,83
アルゴンプラズマ凝固法	98
アレルギー反応	22
安静	20
胃	26,29,35,90
胃潰瘍	30
意識下鎮静	20
胃静脈瘤	66
胃食道逆流症	28
胃内粘液溶解除去薬	32
胃内有泡性粘液除去薬	32
胃ポリープ	30
イルミネーションサイン	90
イレウス	22
咽喉頭	26
インジゴカルミン	15
——染色	36
咽頭反射	6
咽頭麻酔	22,32,64,75
——薬	3
イントロデューサー法	90
インフォームド・コンセント	18,23,40,47
受付	2
栄養剤	90
炎症性腸疾患	44
横行結腸	48
オーバーチューブ	68
悪心・嘔吐	22

か行

回腸末端	48
ガイドワイヤー	86
外部バンパー	94
潰瘍性大腸炎	45
外瘻化	86
外瘻法	81
覚醒遅延	20
拡大内視鏡	14,17
拡張用バルーン	72
過形成性ポリープ	56
下行結腸	48
過酢酸	106
ガスコン水	59
画像強調診断内視鏡	14,16
活動性出血	97
下部消化管内視鏡	13,22
——検査	2,7,24,44
環境整備	102
鉗子	17
患者説明	18
肝障害	67
感染対策	102
肝彎曲部	48
機械的止血法	97
義歯	33
拮抗薬	21,60
気道気管瘻	75
気道閉塞	22
逆流性食道炎	72
吸引機	8
急性膵炎	50,54,85
急性胆道炎	54
急性腹膜炎	80
急性閉塞性化膿性胆管炎	89
休薬	23,76
狭窄	72,81
狭帯域光画像システム	16
胸痛	67
局所麻酔	37
局注	61
虚血性腸炎	45
緊急内視鏡検査	97
筋性防御	80
偶発症	18,20,50,54
クリスタルバイオレット	15
クリップ	78
——止血法	97
グルカゴン	21
グルタラール	106
クローン病	45
経鼻上部消化管内視鏡検査	27
経皮内視鏡的胃瘻造設術	24,90
下血	44
血圧低下	22
血液生化学検査	63
血管収縮薬	33
結石	50
血栓症高危険度	77
血便	99
検査結果	4
検査室	3
検診	26
コアグラスパー止血鉗子	63
硬化剤	66
高輝度光源装置	8
抗凝固薬	63,76
抗血小板薬	63,76
抗血栓薬	23,76
抗血栓療法	23
抗コリン薬	100
高周波スネア	78
——回収ネット	58
高周波電流	56,84
高周波ナイフ	61
高周波発生装置	79
硬性内視鏡	11
硬性ブジー	73
高張Naエピネフリン局注法	98

後方斜視鏡 50
肛門内反転 49
誤嚥 33,41
——性肺炎 54,90
呼吸困難 22
呼吸抑制 20,40,54
個人防護具 102,106
コントラスト法 14

さ 行

細径超音波プローブ 38
三脚型把持鉗子 58
酸素洗浄剤 103
ジアゼパム 20
磁気共鳴胆道膵管造影 50
色素散布チューブ 58
色素内視鏡 36
色素法 14
止血 60,61,79
——法 97
——用クリップ 60,79
——用散布剤 60,80
自己抜去 88,95
自己抑制の消失 53
自然抜去 88
斜視型 12,58
シャルコーの3徴 89
縦隔炎 22
十二指腸 26,29
——潰瘍 30
——下行部 35
——球部 35
——スコープ 50
——内視鏡 13
——乳頭部 35
周波数 59
出血 22,23,26,54,99
——リスク分類 76
腫瘍 50,61
純エタノール局注法 97
潤滑剤 75
循環抑制 20
上部消化管内視鏡検査 6
消化管 38
——穿孔 54
消化器内視鏡の洗浄・消毒マルチソサエティーガイドライン 102
上行結腸 48
小腸用カプセル内視鏡 11
消毒 102
——薬 106
上部消化管内視鏡 22
——検査 2,24,26
静脈瘤 66
食道 26,27.35.72
——アカラシア 28,72
——入口部 35
——潰瘍 67
——がん 72
——静脈瘤 28,66
——穿孔 67
——ブジー 24
——裂孔ヘルニア 28
処置具 105
——用超音波洗浄装置 105
ショック 54,67
進行胃がん 30
進行食道がん 28
心疾患 21
心電図 34
腎不全 67
膵管 38,50
——狭窄 50
膵石 50
スタンダードプリコーション 102
ステント 81
ストッパー 94
ストレイトステント 83
スネア 79
スネアリング 57
生検 4,36
——法 17
声帯浮腫 22
生理学的検査 63
セーフナイフ 63
摂食・嚥下障害 90
穿孔 22,65,67,75,80
腺腫 56
洗浄 5,102,103
染色法 14
前処置 2,20,32,47,52,63
——の効果 3
前投薬 34,47,79
前立腺肥大 21
造影剤 51,84
造影チューブ 51
送気 37
早期胃がん 30,61
早期食道がん 28,38
送水タンク 8
側視型 12

た 行

体位 4,33,47
——変換 52
体外ドレナージ 86
対極板 59,79,84
大出血 67
大腸 44
——がん 45
——内視鏡 13
——壁 80
——ポリープ 45
体動 53
脱気水 39
——充満法 39
——注入装置 39
胆・膵管腔内超音波内視鏡 39
胆管 38,50
——炎 89
——狭窄 50
胆汁 81,86,88
——細胞診 88
——培養検査 88
胆石 50,89
胆道 81
胆嚢炎 89
チオ硫酸ナトリウム 57
注腸検査 44
——食 46
超音波 38
——内視鏡下穿刺吸引法 38
——内視鏡検査 24,38
——内視鏡専用機 38
腸管洗浄薬 3,22
直視型 12,58
直腸 48
——内脱気水充満法 41
鎮痙薬 34,37,51,64
鎮静 20,53
——薬 4,20,34,37,39,60,64
鎮痛薬 20,60,64
低酸素状態 21
ディスポーザブル高周波スネア 58
ディスポーザブル注射器 58

テレビモニター	8	内視鏡の洗浄・消毒に関するガイドライン	106	非吸収性非分泌制電解質液	47	メタリックステント	83

テレビモニター	8
電子スコープ	9
電流	59
同意書	19
糖尿病	21
吐血	99
ドレナージ	50

な 行

内視鏡格納庫	106
内視鏡システム	8
内視鏡スコープ	8
内視鏡洗浄機	5
内視鏡洗浄消毒装置	103,105
内視鏡専用棚	5
内視鏡的逆行性膵胆管造影	13,20,24,50
──検査	81,86
内視鏡的逆行性胆道ドレナージ術	81
内視鏡的逆行性ドレナージ	24,86
内視鏡的経鼻胆道ドレナージ術	86
内視鏡的硬化剤注入療法	24
内視鏡的硬化療法	66
内視鏡的止血法	97
内視鏡的静脈瘤結紮術	66
内視鏡的食道拡張術	24,72
内視鏡的乳頭括約筋切開術	85
内視鏡的乳頭バルーン拡張術	85
内視鏡的粘膜下層剥離術	12,24,61,72
内視鏡的粘膜切除術	20,24,56,72,78
内視鏡的ポリープ切除術	24

内視鏡の洗浄・消毒に関するガイドライン	106
内視鏡付属品	104
内視鏡用二酸化炭素送気装置	8,65
内瘻法	81
軟性内視鏡	11
熱凝固止血法	97
粘膜下層軽度浸潤がん	56
粘膜がん	61
粘膜腫瘍	56
粘膜全周切開	61
粘膜内がん	56
ノッチ	73

は 行

敗血症	89
背部痛	85
排便障害	44
排便状況	3
排便チェックシート	47
曝露	106
播種性血管内凝固	89
発熱	67
パピロトーム	85
バルーン拡張術	72
バルーン型チューブ	91
バルーン型ボタン	91
バルーン注入法	42
パルスオキシメーター	21,34,47
反跳痛	80
半導体撮像素子カメラ	8
バンド結紮法	98
反応法	14
バンパー型チューブ	91
バンパー型ボタン	91
バンパー埋没症候群	94

非吸収性非分泌制電解質液	47
鼻腔麻酔	33
非血管系バルーン用加圧器	74
鼻孔カニューレ	52
ピッグテイルステント	83
ビデオシステムセンター	8
皮膚潰瘍	94
脾彎曲部	48
フィンガーサイン	91
副交感神経遮断薬	39
副作用	20
腹帯	95
腹痛	22,26,44,65,85
腹部単純X線撮影	65
腹部膨満	65
──感	22,26,85
腐食性食道炎	72
フタラール	106
ブチルスコポラミン臭化物	21
フックナイフ	63
プッシュ法	90
フラッシュナイフ	63
プル法	90
フレックスナイフ	63
分光画像強調システム	16
便潜血反応陽性	44
防護具	106
ポリペクトミー	24,78

ま 行

マーキング	61
マウスピース	34
慢性胃炎	30
ミトン	95
胸焼け	26

メタリックステント	83
メチレンブルー	15
盲腸	48
モニタリング装置	34,47
門脈血栓	67

や 行

薬物局注法	97
薬物散布法	97
ヨード液	14
ヨード造影剤	83
ヨード法	14

ら 行

リドカイン	22
留置スネア	78
良性腫瘍	56
緑内障	21
ルゴール液	14
ルゴール染色	36
ルゴール法	14
レイノルズ5徴	89
瘻孔	90,95,96
漏水テスト	106
露出血管	97

はじめてでもやさしい
内視鏡看護
内視鏡の検査・治療・看護

2014年7月5日　初　版　第1刷発行
2015年9月7日　初　版　第2刷発行

編　集	椿　　昌裕（つばき　まさひろ）
発行人	影山　博之
編集人	向井　直人
発行所	株式会社 学研メディカル秀潤社 〒141-8414 東京都品川区西五反田2-11-8
発売元	株式会社 学研マーケティング 〒141-8415 東京都品川区西五反田2-11-8
印刷製本	凸版印刷株式会社

この本に関する各種お問い合わせ先
【電話の場合】
● 編集内容については Tel 03-6431-1237（編集部）
● 在庫，不良品（落丁，乱丁）については Tel 03-6431-1234（営業部）
【文書の場合】
● 〒141-8418　東京都品川区西五反田2-11-8
学研お客様センター『はじめてでもやさしい 内視鏡看護』係

©M.Tsubaki　2014　Printed in Japan
● ハジメテデモヤサシイナイシキョウカンゴナイシキョウノケンサ・チリョウ・カンゴ
本書の無断転載，複製，複写（コピー），翻訳を禁じます．
本書に掲載する著作物の複製権・翻訳権・上映権・譲渡権・公衆送信権（送信可能化権を含む）は株式会社学研メディカル秀潤社が管理します．
本書を代行業者等の第三者に依頼してスキャンやデジタル化することは，たとえ個人や家庭内の利用であっても，著作権法上，認められておりません．

JCOPY 〈（社）出版者著作権管理機構委託出版物〉
本書の無断複写は著作権法上での例外を除き禁じられています．複写される場合は，そのつど事前に，（社）出版者著作権管理機構（電話 03-3513-6969，FAX 03-3513-6979，e-mail: info@jcopy.or.jp）の許諾を得てください．

　本書に記載されている内容は，出版時の最新情報に基づくとともに，臨床例をもとに正確かつ普遍化すべく，著者，編者，監修者，編集委員ならびに出版社それぞれが最善の努力をしております．しかし，本書の記載内容によりトラブルや損害，不測の事故等が生じた場合，著者，編者，監修者，編集委員ならびに出版社は，その責を負いかねます．
　また，本書に記載されている医薬品や機器等の使用にあたっては，常に最新の各々の添付文書や取り扱い説明書を参照のうえ，適応や使用方法等をご確認ください．
株式会社 学研メディカル秀潤社